Philipp Schiffer

Betriebliches Gesundheitsmanagement im öffentlichen Dienst

Veranschaulicht an einem Praxisbeispiel

Bibliografische Information der Deutschen Nationalbibliothek:

Bibliografische Information der Deutschen Nationalbibliothek: Die Deutsche Bibliothek verzeichnet diese Publikation in der Deutschen Nationalbibliografie; detaillierte bibliografische Daten sind im Internet über http://dnb.d-nb.de/ abrufbar.

Copyright © 2016 Diplom.de
Druck und Bindung: Books on Demand GmbH, Norderstedt Germany
ISBN: 9783961168521

Philipp Schiffer

Betriebliches Gesundheitsmanagement im öffentlichen Dienst

Veranschaulicht an einem Praxisbeispiel

Diplom.de

Inhaltsverzeichnis

1 Einleitung

Der sowjetische Wirtschaftswissenschaftler Nikolai Kondratieff veröffentlichte 1926 in der Zeitschrift „Archiv für Sozialwissenschaft und Sozialpolitik" den Aufsatz „Die langen Wellen der Konjunktur"[1]. Darin stellt er anhand von in langen Wellen verlaufenden Kurven die typischen Schwankungen der Weltkonjunktur dar. Diese Wellen dauern in einer Marktwirtschaft zwischen 40 und 60 Jahre und werden von bahnbrechenden Erfindungen ausgelöst. Der Wissenschaftler Leo A. Nefiodow, ein bekannter Vertreter der Theorie von N. Kondratieff, beschreibt die einzelnen Wellen als Innovationsschübe, die einen spezifischen gesellschaftlichen Bedarf haben und die Wirtschaft tiefgreifend für einen gewissen Zeitraum verändern und prägen.[2] Der erste Zyklus, beginnend ca. ab dem Jahr 1780 bis 1850, ist laut N. Kondratieff auf die Basisinnovation der Erfindung der Dampfmaschine zurückzuführen. Der fünfte und bislang letzte Zyklus, von ca. 1975 bis 2010, ist mit der rasanten Weiterentwicklung der Informations- und Kommunikationstechnologie zu begründen. Grundsätzlich lässt sich ein Wandel von der Agrargesellschaft zur Industriegesellschaft und schließlich hin zur Dienstleistungs- und Informationsgesellschaft beobachten.

In der folgenden Abbildung sind alle bisherigen Kondratieff Zyklen dargestellt.

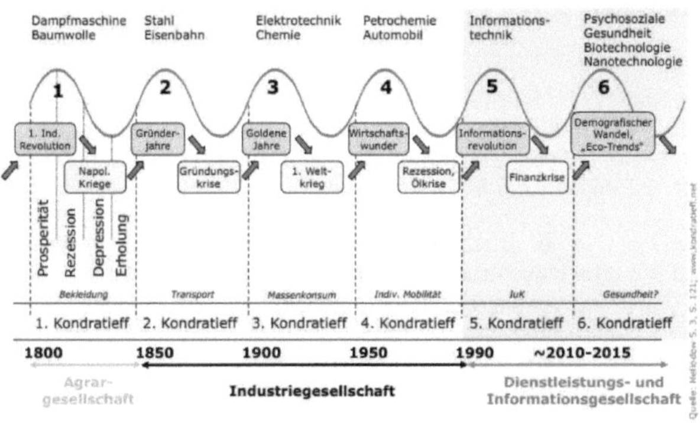

Abbildung 1: Übersicht über die Kondratieff-Zyklen[3]

Der nun folgende sechste Kondratieff-Zyklus lässt die Bio- und Nanotechnologie als entscheidende Wirtschaftsfaktoren in den Vordergrund rücken und die psychosoziale Gesundheit wird immer bedeutsamer.

Beim Wirtschaftsfaktor der psychosozialen Gesundheit handelt es sich erstmals um einen immateriellen Faktor, der den Menschen als Individuum in den Mittelpunkt des Wirtschaftsgeschehens rücken lässt. Der Mensch selbst stellt in Zukunft die zentrale Ressource für Wirtschaftswachstum, Produktivität und Nachhaltigkeit dar, sodass die

---

[1] Vgl. Kondratieff. / Händeler (Hrsg.) (2013): Die langen Wellen der Konjunktur

[2] Vgl. Nefiodow, Leo A. (2001): Der sechste Kondratieff

[3] Vgl. Nefiodow, Leo A. (2001): Der sechste Kondratieff; S.3, S.121; www.kondratieff.net

Gesundheit der Mitarbeiter für Unternehmen einen höheren und entscheidenden Stellenwert in der Hinsicht auf erfolgreiches Wirtschaften einnimmt.

Im Jahr 2015 betrug der gesamtwirtschaftliche Produktionsausfall in Deutschland aufgrund von krankheitsbedingter Arbeitsunfähigkeit bereits 64 Mrd. Euro, woraus ein Ausfall an Bruttowertschöpfung in Höhe von 113 Mrd. Euro resultierte.[4]

Als weitere Belastung für die Unternehmen kommt hinzu, dass in Folge des demografischen Wandels, des Wandels der Arbeitswelt und der zunehmenden Veränderungen des Krankheitspanoramas die Herausforderungen in Bezug auf die Gesunderhaltung der Mitarbeiter bzw. der Bevölkerung wachsen. Die Anzahl junger Erwerbstätiger im Vergleich zu älteren Erwerbstätigen sinkt seit Jahren[5], psychische Erkrankungen gewinnen stark an Relevanz[6], und die Globalisierung fordert vom Arbeitnehmer lebenslange Lernleistung, Flexibilität und eine starke internationale Vernetzung. Diese Entwicklungen gestalten das Leben des Menschen komplexer und münden oftmals in Resignation, Erschöpfung oder Krankheit.

Unternehmen erkennen verstärkt, dass sie in der Rolle als Arbeitgeber gegenlenken müssen. Vor diesem Hintergrund ist die Realisierung von Managementkonzepten, wie dem BGM, in den letzten Jahren stark angestiegen. In betrieblicher Gesundheitspolitik sehen die Unternehmen das BGM als ein geeignetes Instrument, um das Wohlbefinden und die Gesundheit der Mitarbeiter zu fördern, die Sozialkosten zu senken und den wirtschaftlichen Erfolg zu verbessern. Wirtschaftsautoren, wie bspw. H. Demmer, rufen sogar schon Mitte der neunziger Jahre das „Millenium der Gesundheit in Unternehmen" aus.[7]

Diese Herausforderung zu meistern, gilt als eine der größten Aufgaben der aktuellen Gesellschaft. Der „gesunde Mitarbeiter" soll nicht nur körperlich gesund sein, sondern auch motiviert, leistungsfähig und verantwortungsbewusst. Die Erhöhung der psychischen Widerstandsfähigkeit, der Resilienz[8], ist dafür eine zentrale Voraussetzung.[9]

Diese Veränderungen in der Arbeitswelt sind besonders für die öffentliche Verwaltung herausfordernd. Knappe Haushaltskassen und eine zunehmend alternde Belegschaft, hervorgerufen durch den demografischen Wandel und den immer weiter zunehmenden globalen Wettbewerb um Arbeitskräfte, müssen von den Institutionen bewältigt werden. In der öffentlichen Verwaltung ist der Krankenstand in den letzten Jahren kontinuierlich gestiegen. Im Jahr 2016 lag der Krankenstand in der öffentlichen Verwaltung mit durchschnittlich 4,3% auf dem dritten Platz hinter dem Gesundheitswesen mit 4,7% und den Verkehr-, Lagerei- und Kurierdiensten mit ebenfalls 4,7%.[10]

Aus Gründen der besseren Lesbarkeit wird auf die gleichzeitige Verwendung männlicher und weiblicher Sprachformen verzichtet. Sämtliche Personenbezeichnungen gelten für beide Geschlechter.

---

[4] Vgl. Bundesanstalt für Arbeitsschutz und Arbeitsmedizin (2017): Volkswirtschaftliche Kosten durch Arbeitsunfähigkeit 2015

[5] Vgl. Naegele / Sporkert (2009): Altern in der Arbeitswelt, in: Zeitschrift für Gerontologie und Geriatrie 42, S. 279-280.

[6] Vgl. Uhle / Treier (2013): Betriebliches Gesundheitsmanagement, S.20

[7] Vgl. Demmer (1995): Betriebliche Gesundheitsförderung – von der Idee zur Tat

Vgl. Uhle / Treier (2013): Betriebliches Gesundheitsmanagement, S.46

[8] Der Begriff der Resilienz wird in Kapitel 2.1.1.2 detailliert beschrieben.

[9] Vgl. Uhle / Treier (2013): Betriebliches Gesundheitsmanagement, S.24

[10]Vgl. DAK Forschung (2016): DAK Gesundheitsreport 2016, VII

1.1 Zielsetzung

Ziel dieser Arbeit ist es zunächst die immer mehr an Aktualität gewinnende Thematik der Gesundheitsförderung in Unternehmen bzw. Institutionen zu beschreiben. Dafür werden die Grundlagen des BGM, seine geschichtliche Entwicklung und die wichtigsten Aspekte der Notwendigkeit für ein BGM in der heutigen Arbeitswelt erläutert. Des Weiteren werden die theoretischen Standards für die Umsetzung beschrieben und Möglichkeiten zur Rentabilitätsmessung aufgezeigt.

Darüber hinaus werden die Besonderheiten eines BGMs im öffentlichen Dienst erarbeitet. Auf Grund der Komplexität und Heterogenität des öffentlichen Dienstes liegt der Fokus in der vorliegenden Arbeit auf der unmittelbaren Bundesverwaltung, einem Teil der öffentlichen Verwaltung.

Am Beispiel eines Unternehmens des öffentlichen Dienstes wird beschrieben und erläutert wie das Unternehmen BGM realisiert hat und welche Faktoren verändert bzw. verbessert werden können.

1.2 Aufbau der Arbeit

Nach der Einleitung und Zielsetzung dieser Arbeit werden in Kapitel 2 die theoretischen Grundlagen des BGM beschrieben und seine geschichtliche Entwicklung sowie die gesetzlichen Rahmenbedingungen dargestellt. Anschließend werden die Gründe für die Notwendigkeit eines BGMs erläutert. Um das in der Arbeit dargestellte Praxisbeispiel einordnen zu können, wird ein anerkannter Standard aus der Literatur gewählt. Im Anschluss werden zwei Möglichkeiten zur Rentabilitätsmessung aufgezeigt und verglichen.

In Kapitel 3 werden die besonderen Ansprüche an ein BGM in der unmittelbaren Bundesverwaltung dargelegt.

Das Praxisbeispiel in Kapitel 4 beschreibt den Prozess der Implementierung und Umsetzung eines BGMs in der öffentlichen Verwaltung. Das Kapitel mündet in einer kritischen Schlussfolgerung, die außerdem Handlungsempfehlungen beinhaltet. Die Arbeit wird abgerundet mit einem Fazit.

2 Grundlagen des Betrieblichen Gesundheitsmanagements (BGM)

In diesem Kapitel werden die theoretischen Grundlagen des BGM erläutert. Nach den allgemeinen Begriffsbestimmungen wird die Entwicklung des BGM beschrieben. Außerdem werden die wichtigsten Projekte und Netzwerke beleuchtet. Die rechtlichen Rahmenbedingungen in Deutschland und die Beweggründe sowie Erfolgsfaktoren für ein BGM werden ausführlich dargestellt. Des Weiteren werden dessen Ziele aufgezeigt und anhand eines Exkurses die Rentabilitätsmessung eines BGMs erklärt.

2.1 Begriffsbestimmungen

Im folgenden Abschnitt wird der Begriff des BGM zunächst in die Begriffe „Gesundheit" und „Management" aufgespalten und diese, zum besseren Verständnis, separat definiert. Hinzukommend wird das dem BGM und dieser Arbeit zu Grunde liegende Gesundheitsverständnis der World Health Organisation (WHO), das zugehörige Modell der Salutogenese von Antonovsky und der Begriff der Resilienz erörtert. Des Weiteren wird eine Abgrenzung zwischen der Betrieblichen Gesundheitsförderung (BGF) und dem BGM vorgenommen.

2.1.1 Begriff „Gesundheit"

> „Die Gesundheit ist nicht alles, aber ohne Gesundheit ist alles nichts"[11]

Der Begriff „Gesundheit" lässt sich nur bedingt objektivieren und sollte deshalb als Grundlage für diese Arbeit erklärt werden. Jeder Mensch hat ein individuelles Gesundheitsverständnis, das meistens am eigenen Wohlbefinden und der körperlichen Verfassung gemessen wird. Wünscht man einem Mitmenschen „Gesundheit", so meint man in der Regel die Erhaltung bzw. Genesung seiner körperlichen Verfassung. Dem Begriff der „Gesundheit" können jedoch je nach Betrachtungswinkel - medizinisch, sozial oder religiös - verschiedene Bedeutungen zugeteilt werden.[12] In dieser Arbeit wird das anerkannte und meist zitierte Gesundheitsverständnis der WHO als begriffliche Basis verwendet.

Die WHO liefert 1948 in ihrer Verfassung eine Definition des Begriffes "Gesundheit", wonach die Gesundheit als Zustand „umfassenden körperlichen, seelischen und sozialen Wohlbefinden"[13] definiert wird. Ein Mensch kann bspw. körperlich in optimaler Verfassung sein, aber psychische Probleme haben. Diese Faktoren beeinflussen sich stark wechselseitig. Sobald wir bspw. körperlich erkranken, wird auch die Psyche des Menschen in Mitleidenschaft gezogen. Dabei ist zu beachten, dass zwischen Ereignissen in der Arbeits- und der Lebenswelt, welche die Gesundheit beeinflussen, nicht zu trennen ist.[14]

---

[11] Arthur Schopenhauer (1788-1860), deutscher Philosoph

[12] Vgl. Weinreich / Weigl (2011): Unternehmensratgeber betriebliches Gesundheitsmanagement, S. 85

[13] Vgl. WHO (1986): Ottawa-Charta zur Gesundheitsförderung, S. 24

[14] Vgl. Uhle / Treier (2013): Betriebliches Gesundheitsmanagement, S. 33

Die Verfassung der WHO beschreibt, dass „der Besitz des bestmöglichen Gesund-
heitszustandes [...] eines der Grundrechte jedes menschlichen Wesens, ohne Unterschied der Rasse, der Religion, der politischen Anschauung und der wirtschaftlichen
oder sozialen Stellung [darstellt]."[15]

Unabhängig von der Betrachtungsperspektive der Gesundheit stellt deren Abwesenheit
eine Beeinträchtigung der Lebensqualität dar und hat somit vielschichtige Auswirkungen auf die betroffene Person.

Das Gesundheitsverständnis der WHO wurde in der Vergangenheit stetig weiterentwi-
ckelt. Nach Verabschiedung der Ottawa-Charta im Jahr 1986 durch die WHO wird
Gesundheit als erlernbare Selbstkompetenz betrachtet. Jedem Menschen soll durch
ein höheres Maß an aktiver Selbstbestimmung über seine Gesundheit ermöglicht
werden, „ein wirtschaftlich und sozial aktives Leben zu führen"[16][17]

Die Ottawa-Charta wird in Kapitel 2.2.1 ausführlich beschrieben.

Es überrascht nicht, dass bis zum gegenwärtigen Zeitpunkt keine allgemeingültige
Gesundheitsdefinition existiert. So kann Gesundheit als bloße Abwesenheit von
Krankheiten und Gebrechen verstanden werden.[18] Andererseits kann ein Mensch sich
bis zur Diagnose durch einen Arzt kerngesund fühlen, obwohl er bspw. von Krebs oder
einer anderen körperlichen oder psychischen Erkrankung betroffen ist. Im Rahmen
dieser Widersprüchlichkeit wird im Folgenden das dem BGM zu Grunde liegende
Modell der Salutogenese erklärt.

2.1.1.1 Das Modell der Salutogenese

Ist ein Mensch also gesund, wenn er sich nicht krank fühlt und keine Gebrechen hat?

Diese Frage zum Gesundheitsverständnis führt uns zum Modell der Salutogenese
(salus (lat.): Unverletztheit, Heil, Glück; genesis (griech.): Entstehung), welche die
Frage nach den Ursachen guter Gesundheit stellt.

*„Jeder Mensch, auch wenn er sich überwiegend als gesund erlebt, hat auch kranke
Anteile, und solange Menschen am Leben sind, müssen Teile von ihnen noch gesund
sein."[19]*

Der israelisch-amerikanische Medizinsoziologe Aaron Antonovsky (1923-1994)
entwickelte das Modell der Salutogenese, wofür er im Jahr 1970 eine Gruppe von
Frauen untersuchte, die in einem nationalsozialistischen Konzentrationslager gefangen
gehalten worden waren und anschließend Flüchtlinge wurden. 29% der Frauen gaben
in der Studie an, dass ihr psychischer und körperlicher Zustand trotz der erlittenen
Qualen und dem Flüchtlingsdasein „gesund" sei.[20] Dies führte Antonovsky von der
pathologischen Frage „Was macht den Menschen krank?" zu der von ihm entwickelten
salutogenetischen Fragestellung „Was hält den Menschen trotz Belastungen gesund?".

---

[15] Vgl. WHO (1946): Verfassung der WHO (Stand 8. Mai 2014), deutsche Fassung

[16] Vgl. Ulich / Wülser (2005): Gesundheitsmanagement in Unternehmen, Arbeitspsychologische
Perspektiven; S. 3

[17] Vgl. WHO (1986): Ottawa-Charta zur Gesundheitsförderung

[18] Vgl. WHO (1946): Verfassung der WHO (Stand 8. Mai 2014), deutsche Fassung

[19] Vgl. Bundeszentrale für gesundheitliche Aufklärung (2012): Resilienz und psychologische
Schutzfaktoren im Erwachsenenalter, S. 15

[20] Vgl. Bundeszentrale für gesundheitliche Aufklärung (2001): Was erhält Menschen gesund?
Antonovskys Modell der Salutogenese, S. 22f.

Die Frauen schienen Ressourcen zu besitzen, die sie trotz der Belastung gesund hielten. Der zentrale Aspekt des Modells der Salutogenese ist also die Frage nach der Entstehung und Erhaltung von Gesundheit. Für Antonovsky ist Gesundheit kein Zustand, sondern ein Prozess mit dem Ziel einen begehrenswerten Gesundheitsstatus zu erreichen. Der üblichen Trennung in „gesund" und „krank" stellt das Modell der Salutogenese ein Kontinuum mit den Polen Gesundheit und Krankheit gegenüber. In der modernen Gesundheitswissenschaft wird nicht mehr die Frage gestellt, ob jemand „gesund" oder „krank" ist, sondern nur wie weit eine Person von den beiden Polen entfernt ist.[21]

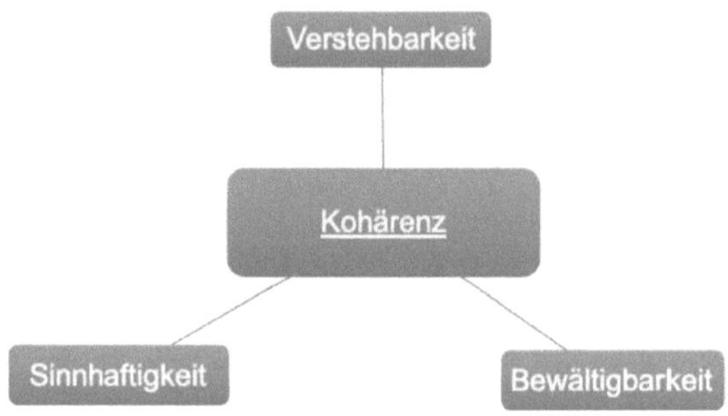

Abbildung 2: Das Kohärenzgefühl[22]

Im Mittelpunkt des Modells der Salutogenese steht das Kohärenzgefühl. Dieses besteht aus drei Elementen: der Verstehbarkeit, der Bewältigbarkeit und der Sinnhaftigkeit. Wie gesund man ist, hängt also primär von der persönlichen Fähigkeit ab, Zusammenhänge herzustellen, Geschehnisse mit den verfügbaren Ressourcen zu bewältigen und deren Sinnhaftigkeit zu erkennen. Gesundheit ist eine Kompetenz, die erlernt werden kann.[23]

Ein Unternehmen hat nach dem salutogenetischen Modell den Auftrag, ein Setting aus Menschlichkeit, Wertschätzung und Vertrauen zu schaffen, um eine gesundheitsförderliche Politik im Unternehmen zu ermöglichen.[24]

2.1.1.2 Resilienz

Der Begriff der Resilienz leitet sich vom englischen Wort ,resilience' (dt. Strapazierfähigkeit) ab und benennt in der Psychologie die psychische Widerstandsfähigkeit eines Menschen, die individuell ausgeprägt ist. Ein resilienter Mensch reagiert unempfindlicher auf psychische Belastungen wie Stress oder frustrierende Lebenssituationen. Er kann Krisen besser ohne schwere psychische Schädigungen überstehen und kehrt wie ein Schwamm nach äußerer Krafteinwirkung bzw. Drucksituationen in seinen Ausgangszustand zurück. Ein Mensch mit stark ausgeprägter Resilienz sieht sich selbst

---

[21] Vgl. Antonovsky (1997): Salutogenese. Zur Entmystifizierung der Gesundheit

[22] eigene Darstellung; Vgl. Bundeszentrale für gesundheitliche Aufklärung (2001): Was erhält Menschen gesund? Antonovskys Modell der Salutogenese, S. 16f.

[23] Vgl. Elmecker (2008): Betriebliche Gesundheitsförderung im öffentlichen Dienst, S. 62f.

[24] Vgl. Uhle / Treier (2013): Betriebliches Gesundheitsmanagement, S. 44f.

nicht als Opfer der Lage, sondern hat großes Vertrauen die Krise meistern zu können und kann sogar gestärkt aus dieser hervorgehen. Da Resilienz nicht nur im Kindesalter, sondern als erlernbare Selbstkompetenz auch im Erwachsenenalter trainiert werden kann, nimmt die Steigerung der Resilienz eine wichtige Rolle im BGM ein.

2.1.2 Begriff „Management"

Das angloamerikanische Wort „Management" beschreibt sowohl die oberen Führungskräfte, die die Leitung eines Unternehmens oder einer Organisation übernehmen, als auch die Tätigkeiten, die von diesen Führungskräften in nahezu allen Bereichen der Unternehmung erledigt werden. Sie vertreten die Interessen des Arbeitgebers gegenüber der Arbeitnehmerschaft und übernehmen Führungsaufgaben, die die Planung, die Zielsetzung, die Steuerung und die Kontrolle der Zielerreichung von Prozessen in der Personalwirtschaft, der Beschaffung, der Verwaltung und anderen Bereichen der Unternehmung umfassen. Die Umsetzung wird an Mitarbeiter delegiert und die Führungskraft übernimmt deren Koordination, Organisation und Motivation.[25]

2.1.3 Begriff „Betriebliches Gesundheitsmanagement"

Setzt man die oben erklärten Begriffe „Gesundheit" und „Management" zusammen, ergibt sich das Wort „Gesundheitsmanagement". Das Thema Gesundheit wird durch die Verschmelzung der beiden Begriffe aus der Gesellschafts- in die Betriebswelt gebracht. Das BGM beschreibt auf der Grundlage des salutogenetischen Gesundheitsverständnisses der WHO[26] „die Entwicklung betrieblicher Strukturen und Prozesse, die die gesundheitsförderliche Gestaltung von Arbeit und Organisation und die Befähigung zum gesundheitsfördernden Verhalten der Mitarbeiter zum Ziel haben."[27] Im Folgenden wird zunächst einmal der Unterschied zwischen dem BGM und der BGF zur eindeutigen Abgrenzung der Begriffe erläutert.

<u>Abgrenzung zwischen der BGF und dem BGM</u>

Der Begriff der BGF wird sowohl in literarischen Quellen als auch in der betrieblichen Praxis oft als Synonym für das BGM verwendet. Im Rahmen der BGF sollen Mitarbeiter befähigt werden eigene Ressourcen bzw. Gesundheitspotenziale zu nutzen, um sich aktiv gesund zu halten und das Wohlbefinden am Arbeitsplatz zu verbessern.[28] Anders als die Prävention, die auf Schadensvermeidung und Schadensbegrenzung fokussiert, erweitert die BGF die Kompetenz der Mitarbeiter, ihre Gesundheitspotenziale selbst verwirklichen zu können.[29]

Zu den Handlungsfeldern der BGF zählen bspw. die Vermeidung körperlicher Belastungen, die Verbesserung der psychischen Gesundheit, die Vermeidung von Suchtmittelkonsum im Unternehmen, die gesundheitsförderliche Ernährung, eine gesundheitsgerechte Mitarbeiterführung und die Stressreduzierung.[30]

---

[25] Vgl. http://wirtschaftslexikon.gabler.de/Definition/management.html Abgerufen: 12.01.2017

[26] Vgl. Huber (2010): Betriebliches Gesundheitsmanagement und Personalmanagement, S. 2

[27] Vgl. Badura / Walter / Hehlmann (2010): Betriebliche Gesundheitspolitik, S. 33

[28] Vgl. ENWHP (2007): Luxemburger Deklaration zur betrieblichen Gesundheitsförderung in der europäischen Union

[29] Vgl. Bamberg / Ducki / Metz (2011): Gesundheitsförderung und Gesundheitsmanagement in der Arbeitswelt, S. 126f.

[30] Vgl. Huber (2010): Betriebliches Gesundheitsmanagement und Personalmanagement, S. 2

Den Mitarbeitern werden verhaltens- bzw. verhältnisorientierte Maßnahmen angeboten. Zu den verhältnisorientierten Maßnahmen, die sich auf die Organisation beziehen, gehören z.B. die Einführung von Gruppenarbeit, die Veränderung der Arbeitsaufgaben, eine flexible Arbeitszeitgestaltung und die ergonomische Veränderung des Arbeitsplatzes und der Arbeitsmittel. Des Weiteren werden verhaltensorientierte Maßnahmen, wie Stressimmunisierungstrainings, Rückenschulen, Bewegungsangebote und eine Suchtberatung angeboten. Die Maßnahmen im Rahmen des BGF sollen alle Beschäftigten einer Unternehmung betreffen und nicht nur spezifische Risikogruppen. Einige verhaltens- bzw. verhältnisorientierte Maßnahmen sind in der folgenden Tabelle dargestellt.

	verhaltensorientierte Maßnahmen	**verhältnisorientierte Maßnahmen**
bezogen auf	einzelne Personen individuumsorientiert	Arbeitssysteme und Personengruppen strukturorientiert
Maßnahmenbeispiele	Rückenschule, Stressimmunisierungstrainings	vollständige Aufgaben, Gruppenarbeit, Arbeitszeitgestaltung
Wirkungsebene	individuelles Verhalten	Organisationales, soziales und individuelles Verhalten
personenbezogene Effekte	Gesundheit, Leistungsfähigkeit	positives Selbstwertgefühl, Kompetenz, Kohärenzerleben, Selbstwirksamkeit, Internale Kontrolle, Gesundheit, Motivation, Leistungsfähigkeit
wirtschaftliche Effekte	Reduzierung krankheitsbedingter Fehlzeiten	Verbesserung von Produktivität, Qualität, Flexibilität und Innovationsfähigkeit, geringere Fehlzeiten und Fluktuation
Effektdauer	kurz- bis mittelfristig	mittel- bis langfristig

Tabelle 1: Beispiele für verhaltens- und verhältnisorientierte Maßnahmen im BGM[31]

Bei der BGF handelt es sich im Gegensatz zum BGM oft um kurzfristige Einzelmaßnahmen, die bei der zunehmenden Chronifizierung des Krankheitspanoramas, ver-

---

[31] eigene Darstellung; Vgl. Ulich / Wülser (2005): Gesundheitsmanagement im Unternehmen. Arbeitspsychologische Perspektiven, S. 529

mehrten psychosozialen Krankheitsbildern und schwer kalkulierbarer Multimorbidität keinen nachhaltigen Erfolg versprechen.[32] Der Wandel des Krankheitspanoramas wird in Kapitel 2.3.2 genauer dargestellt.

Im Gegensatz dazu wird das ganzheitliche BGM von den Grundprinzipien der BGF getragen, geht jedoch weit darüber hinaus und sichert nachhaltig Strukturen und Managementprozesse in der Unternehmung, mit dem Ziel die BGF dauerhaft voranzutreiben.[33] Das BGM soll alle möglichen Gesundheitspotenziale der Unternehmung sowie die Gesundheitskompetenz der Mitarbeiter ausschöpfen.[34] Dazu ist es als Managementsystem idealerweise tief in die betrieblichen Strukturen und Abläufe integriert. Es wird ein Teil der Unternehmenskultur. Im Rahmen des BGM werden gesundheitsbezogene Maßnahmen geplant, adressiert, organisiert und untereinander abgestimmt. Dazu orientiert sich das BGM an den Unternehmenszielen, die bei gewinnorientierten Zielen allerdings auch dazu führen können, dass gesundheitsfördernde Maßnahmen reduziert oder gänzlich aufgegeben werden.[35]

2.2   Entwicklung des BGM

Als Grundstein für die Entwicklung des BGM werden die Ottawa-Charta der WHO und die von der Europäischen Union (EU) verfasste „Luxemburger Deklaration zur betrieblichen Gesundheitsförderung" angesehen. Diese werden in den folgenden Kapiteln inhaltlich dargestellt, um deren Relevanz zur Entwicklung des BGM aufzuzeigen. Des Weiteren werden die für diese Thematik wichtigsten Netzwerke und Projekte beschrieben. Sie gelten als ein wichtiger Beschleuniger für die Entwicklung des BGM. Im Anschluss daran werden die rechtlichen Rahmenbedingungen des BGM in Deutschland erläutert.

2.2.1 WHO-Konferenzen

Am 21. November 1986 verabschiedete die WHO bei der ersten internationalen Konferenz zur Gesundheitsförderung in Kanada die Ottawa-Charta für Gesundheitsförderung. Die Konferenz sollte den vor allem in den Industrieländern wachsenden Erwartungen an eine neue öffentliche Gesundheitsbewegung gerecht werden. Das dort verabschiedete Umsetzungsprogramm „Gesundheit für alle bis 2000" gilt noch heute als Leitfaden für die BGF. Die Ottawa-Charta definiert Gesundheitsförderung als „einen Prozess, allen Menschen ein höheres Maß an Selbstbestimmung über ihre Gesundheit zu ermöglichen und sie damit zur Stärkung ihrer Gesundheit zu befähigen. Um ein umfassendes körperliches, seelisches und soziales Wohlbefinden zu erlangen, ist es notwendig, dass sowohl einzelne als auch Gruppen ihre Bedürfnisse befriedigen, ihre Wünsche und Hoffnungen wahrnehmen und verwirklichen, sowie ihre Umwelt meistern bzw. sie verändern können. In diesem Sinne ist die Gesundheit als ein wesentlicher Bestandteil des alltäglichen Lebens zu verstehen und nicht als vorrangiges Lebensziel. Gesundheit steht für ein positives Konzept, das die Bedeutung sozialer und individueller Ressourcen für die Gesundheit ebenso betont wie die körperlichen Fähigkeiten. Die Verantwortung für Gesundheitsförderung liegt deshalb nicht nur bei dem Gesundheitssektor, sondern bei allen Politikbereichen und zielt über die Entwicklung ge-

---

[32] Vgl. Uhle / Treier (2013): Betriebliches Gesundheitsmanagement, S. 47

[33] Vgl. Huber (2010): Betriebliches Gesundheitsmanagement und Personalmanagement, S. 3

[34] Vgl. KGSt-Bericht 1/2005 Betriebliches Gesundheitsmanagement als Führungsaufgabe, S. 10f.

[35] Vgl. Bamberg / Ducki / Metz (2011): Gesundheitsförderung und Gesundheitsmanagement in der Arbeitswelt, S. 126f.

sünderer Lebensweisen hinaus auf die Förderung von umfassenden Wohlbefinden hin."[36]

Gesundheitsförderung soll laut dem Setting-Ansatz in der Ottawa-Charta, der die Schaffung gesundheitsförderlicher Lebenswelten beschreibt, in der Arbeits- und Freizeitwelt durchgeführt werden. Neben diesen Lebenswelten wurden auch Regionen, Städte, Schulen, Krankenhäuser und Hochschulen als wichtiges Setting für Gesundheitsförderung deklariert.[37] Dadurch können spezifische Zielgruppen aufgesucht und passgenaue Maßnahmen realisiert werden.[38] Veränderungen in diesen Lebenswelten haben einen entscheidenden Einfluss auf die Gesundheit. Somit wird in der Charta unter anderem zur Schaffung gesundheitsförderlicher Arbeitsbedingungen aufgerufen, wodurch die Gesundheitsförderung in die Arbeitswelt gerückt und somit die große Bedeutung der Ottawa-Charta für das BGM erklärt. Des Weiteren soll eine persönliche Kompetenz geschaffen werden, die den Menschen ermöglicht, mehr Einfluss auf ihre Lebenswelt und Gesundheit auszuüben. Auch die soziale Unterstützung der Menschen untereinander soll gestärkt werden. Die WHO definiert Gesundheitsförderung in der Ottawa-Charta als präventives Handlungsfeld, das auf das salutogenetische Modell von Antonovsky zurückzuführen ist. Die beschriebenen Maßnahmen sollen im Hinblick auf Gesundheitsförderung präventiv wirken und in allen Lebenswelten unter Chancengleichheit umgesetzt werden.[39]

2.2.2 Luxemburger Deklaration

Im Rahmen des Maastrichter Vertrages vom 1. November 1993 etablierte die Europäische Kommission im Jahre 1996 das „European Network for Workplace Health Promotion" (ENWHP). Mitglieder dieses Netzwerkes zur BGF sind Organisationen aus der EU „bestehend aus Sozialversicherungen, Institutionen des Arbeits- und des Gesundheitsschutzes, des öffentlichen Gesundheitswesens und Akteuren der Gesundheitsförderung aus den Unionsstaaten der EU, der Schweiz und den Staaten des Europäischen Wirtschaftsraums".[40] Nützliche Informationen zu Forschungsergebnissen, durchgeführten Projekten und Konzepten werden in einer Datenbank gesammelt, verarbeitet und für alle Interessenten zugänglich gemacht.[41] In jedem Mitgliedsstaat gibt es eine nationale Kontaktstelle, die das Sammeln der Daten und die Koordination der nationalen Organisationen übernimmt.

In Deutschland übernimmt diese Rolle der Betriebskrankenkassen (BKK) Dachverband e.V. in Essen. Auf Grund des kontinuierlichen Erfahrungsaustauschs und der nationalen und internationalen Netzwerkbildung zwischen den Mitgliedern und Organisationen wird ein einheitliches europäisches Verständnis von BGF und deren Verbreitung auf dem europäischen Kontinent gefördert.[42]

Es ist die Aufgabe des ENWHP die Vision „Gesunde Mitarbeiter in gesunden Unternehmen" voranzutreiben, die erstmals mit der Verabschiedung der Luxemburger

---

[36] Vgl. WHO (1986): Ottawa-Charta zur Gesundheitsförderung

[37] Vgl. http://www.leitbegriffe.bzga.de/alphabetisches-verzeichnis/?idx=76 Abgerufen: 19.01.2017

[38] Vgl. Rothländer / Mühlpfordt (2010): Betriebliche Gesundheitsförderung im Setting Beschäftigungsträger, S. 1

[39] Vgl. Singer (2010): Entstehung des Betrieblichen Gesundheitsmanagements, S. 3ff.

[40] Vgl. Singer (2010): Entstehung des Betrieblichen Gesundheitsmanagements, S. 6f.

[41] Vgl. Elmecker (2008): Betriebliche Gesundheitsförderung im öffentlichen Dienst, S. 115

[42] Vgl. Singer (2010): Entstehung des Betrieblichen Gesundheitsmanagements, S. 7f.

Deklaration durch das ENWHP am 27./28. November 1997 (aktualisiert im Jahr 2002 und 2005) genannt wird. Das Ziel der Luxemburger Deklaration ist es die BGF vor allem in kleinen mittelständischen Unternehmen populärer zu machen, vorbildliche Praxisbeispiele der BGF zu ermitteln und zu verbreiten, Leitlinien zu entwickeln, Netzwerke zu bilden und die Einleitung politischer Schritte sicherzustellen.[43]

In der Luxemburger Deklaration ist folgende Leitlinie zum einheitlichen Verständnis der BGF in Europa vereinbart worden, zu deren Realisierung sich die teilnehmenden Organisationen mit einer Unterschrift bekennen,

- **1. Partizipation:** Die gesamte Belegschaft muss einbezogen werden.
- **2. Integration:** BGF muss bei allen wichtigen Entscheidungen und in allen Unternehmensbereichen berücksichtigt werden.
- **3. Projektmanagement:** Alle Maßnahmen und Programme müssen systematisch durchgeführt werden: Bedarfsanalyse, Prioritätensetzung, Planung, Ausführung, kontinuierliche Kontrolle und Bewertung der Ergebnisse.
- **4. Ganzheitlichkeit:** BGF beinhaltet sowohl verhaltens- als auch verhältnisorientierte Maßnahmen. Sie verbindet den Ansatz der Risikoreduktion mit dem des Ausbaus von Schutzfaktoren und Gesundheitspotentialen.[44]

Bislang haben rund 266 deutsche Unternehmen die Luxemburger Deklaration unterzeichnet.[45] Außerdem wurde anhand dieser Leitlinie ein Fragebogen erstellt, der es Unternehmen ermöglicht in kurzer Zeit die Qualität ihrer betrieblichen Gesundheitspolitik zu überprüfen.[46]

2.2.3 Netzwerke und Projekte

In Folge der nationalen Netzwerkbildung durch das ENWHP wurde in Deutschland im Jahr 2002 das „Deutsche Netzwerk betrieblicher Gesundheitsförderung" (DNBGF) als Teil der Initiative Gesundheit und Arbeit (IGA) gegründet. Die IGA regelt die Zusammenarbeit zwischen den vier Verbänden der gesetzlichen Unfall- und Krankenversicherung bei der Verhütung arbeitsbedingter Gesundheitsgefahren[47], dessen gesetzliche Grundlage im folgenden Kapitel 2.2.4 genauer erläutert wird. Ziel des DNBGF ist die Ermöglichung einer besseren Kommunikation zwischen den beteiligten Akteuren der BGF, die dessen noch geringe Verbreitung beschleunigen soll. Dabei wird das Netzwerk vom Bundesministerium für Arbeit und Soziales und vom Bundesministerium für Gesundheit (BMG) unterstützt. Der BKK Dachverband e.V., die Deutsche Gesetzliche Unfallversicherung, der Allgemeine Ortskrankenkassen (AOK) Bundesverband und der Verband der Ersatzkassen e.V. übernehmen die Leitung der Geschäftsstelle.

Das DNBGF ist in sechs Foren unterteilt, die sich eigenständig mit den Herausforderungen in den Bereichen öffentlicher Dienst, Großunternehmen, kleine mittelständische Unternehmen, Gesundheitswesen und Wohlfahrtspflege, Arbeitsmarktintegration und Gesundheitsförderung beschäftigen. Dadurch wird ein branchenspezifischer Erfahrungsaustausch ermöglicht. Im Forum „Öffentlicher Dienst" wurde ein Positionspapier erstellt, das die Rahmenbedingungen im öffentlichen Dienst darstellt und gesundheitsrelevante Handlungsfelder sowie Zielgruppen festlegt. Des Weiteren bietet das DNBGF auf seiner Internetpräsenz einen Leitfaden für ein betriebliches Gesundheitsmanage-

---

[43] Vgl. ENWHP (2007): Luxemburger Deklaration zur betrieblichen Gesundheitsförderung in der europäischen Union

[44] Vgl. ebenda

[45] Vgl. ebenda

[46] Vgl. www.enwhp.org Abgerufen: 23.02.2017

[47] Vgl. http://www.iga-info.de Abgerufen: 25.02.2017

ment an, der vom BMG und Bundesministerium für Ernährung und Landwirtschaft im Rahmen der Initiative IN FORM entwickelt wurde. Der Leitfaden enthält einen „Fünf Punkte Plan" zur Realisierung eines BGM in öffentlichen Verwaltungen, der in der folgenden Grafik dargestellt ist.

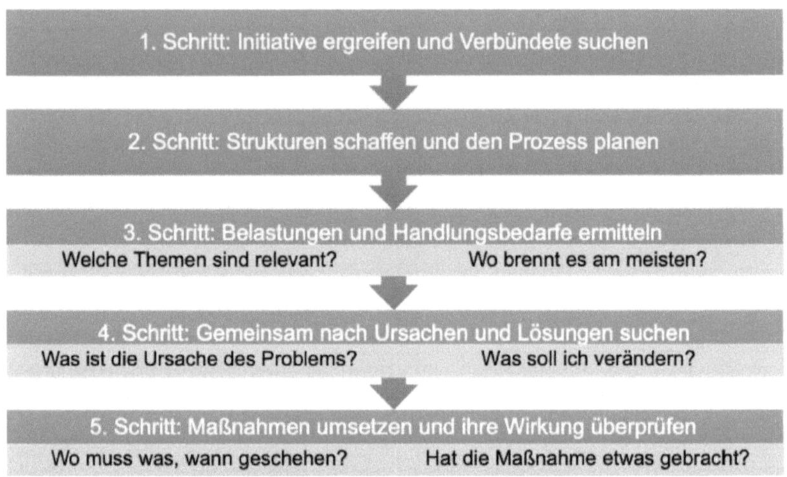

Abbildung 3: Fünf Punkte Plan des DNBGF[48]

Des Weiteren pflegt das DNBGF Partnerschaften mit der ebenfalls im Jahr 2002 gegründeten Initiative „Neue Qualität der Arbeit", die Interessen der Arbeitnehmer und wirtschaftliche Interessen der Unternehmen in Einklang bringen soll. Weiterhin gibt es eine Partnerschaft mit dem „Deutschen Forum für Prävention und Gesundheitsförderung" (DFPG), dessen Ziel die Effizienz- und Effektivitätssteigerung von gesundheitlicher Prävention und Gesundheitsförderung auf Bundesebene ist.[49]

2.2.4 Rechtliche Rahmenbedingungen in Deutschland

Die in den 1980er Jahren verabschiedeten Dokumente der WHO gelten als Auslöser für die Implementierung des Gesundheitsförderungsgedankens in die Sozialgesetzbücher. Die Sozialgesetzbücher (SGB) V, VI, VII, IX stellen die wichtigste rechtliche Grundlage für den Arbeitsgesundheitsschutz dar und bieten somit auch die Grundlage zur Finanzierung von BGF Maßnahmen.[50]

Der §20 SGB V gilt als einer der wichtigsten Paragraphen im Rahmen des BGM, da er die Krankenkassen in den arbeitsweltbezogenen Gesundheitsschutz mit einbezieht. Im Jahr 2007 kam es im Rahmen der Gesundheitsreform zur „Stärkung des Wettbewerbs in der gesetzlichen Krankenversicherung" zu einer Änderung des § 20 SGB V. Durch die Ergänzung des §20a SGB V werden Krankenkassen seitdem zur Durchführung von

---

[48] eigene Darstellung; Vgl. Landesvereinigung für Gesundheit und

Akademie für Sozialmedizin Niedersachsen e.V. (2009): Betriebliches Gesundheitsmanagement in öffentlichen Verwaltungen - Ein Leitfaden für die Praxis

[49] Vgl. Singer (2010): Entstehung des Betrieblichen Gesundheitsmanagements, S.12

[50] Vgl. Uhle / Treier (2013): Betriebliches Gesundheitsmanagement, S.85

BGM-Maßnahmen verpflichtet, „um unter der Beteiligung der Versicherten und der Verantwortlichen für den Betrieb die gesundheitliche Situation einschließlich ihrer Risiken und Potenziale zu erheben und Vorschläge zur Verbesserung der gesundheitlichen Situation sowie zur Stärkung der gesundheitlichen Ressourcen und Fähigkeiten zu entwickeln und deren Umsetzung zu unterstützen".[51] Dafür arbeiten sie gemäß § 20a Abs. 2 SGB V mit den gesetzlichen Unfallversicherungsträgern zusammen. In der Vergangenheit bemängelten Kritiker, dass das Angebot der Krankenkassen vor allem kurzfristige verhaltensorientierte Maßnahmen beinhaltete und die Zusammenarbeit mit anderen Akteuren in diesem Bereich zu wünschen übrig ließ. Es gab Vermutungen, dass Krankenkassen bestimmte Maßnahmen nur zu reinen Marketingzwecken anboten, um Kunden von anderen Krankenkassen abzuwerben.[52]

Um diese Probleme zu vermeiden wurde eine gesetzliche Qualitätssicherung vereinbart, die im „Leitfaden Prävention", zuletzt aktualisiert im Dezember 2014, des Spitzenverbandes Bund der Krankenkassen (GKV) mündete. Der Leitfaden legt die inhaltlichen Handlungsfelder, Kriterien und Leistungen der Maßnahmen der Prävention und der BGF der Krankenkassen fest. Die BGF betreffenden Handlungsfelder sind arbeitsbedingte körperliche Belastungen, Betriebsverpflegung, psychosoziale Belastungen und der Suchtmittelkonsum. Maßnahmen, die nicht zugeordnet werden können, dürfen im Rahmen des §20 SGB V und dem im Jahr 2007 folgenden §20a SGB V nicht gefördert werden.[53]

Am 18.06.2015 hat der Bundestag das Gesetz zur Stärkung der Gesundheitsförderung und der Prävention (Präventionsgesetz - PrävG) verabschiedet. Die Sozialversicherungsträger besetzen eine Nationale Präventionskonferenz, die eine nationale Präventionsstrategie erarbeiten soll. Des Weiteren sind Krankenkassen ab dem 01.01.2016 dazu verpflichtet, jährlich sieben Euro je Versicherten für Präventionszwecke ausgeben, davon werden jeweils zwei Euro für BGF und zwei Euro für Prävention in Lebenswelten/Settings wie bspw. Schulen oder Kindertageseinrichtungen entfallen. Somit könnten die Krankenkassen künftig jährlich mindestens rund 490 Millionen Euro im Jahr für den Zweck investieren. Zusammen mit dem Beitrag der Pflegekassen in Höhe von rund 21 Millionen Euro stehen damit künftig rund 511 Millionen Euro im Jahr für präventive und gesundheitsfördernde Leistungen bereit.54 Auch die gesetzliche Rentenversicherung und die soziale Pflegeversicherung sind in die Präventionsaufgabe eingebunden. Die Bundeszentrale für gesundheitliche Aufklärung ist die Koordinierungsstelle für Präventionsmaßnahmen, die unter Beteiligung von Betriebsärzten ausgeführt wird.[55]

Der Paragraph §20b SGB V verpflichtet Krankenkassen dazu die Träger der gesetzlichen Unfallversicherung bei der Verhütung arbeitsbedingter Gesundheitsgefahren zu unterstützen. „Ist anzunehmen, dass bei einem Versicherten eine berufsbedingte gesundheitliche Gefährdung oder eine Berufskrankheit vorliegt, hat die Krankenkasse dies unverzüglich den für den Arbeitsschutz zuständigen Stellen und dem Unfallversicherungsträger mitzuteilen."[56] Der §14 SGB VII regelte den Präventionsauftrag der gesetzlichen Unfallversicherungen. Die gesetzlichen Unfallversicherungsträger sollen

---

[51] §20a SGB V

[52] Vgl. Singer (2010): Entstehung des Betrieblichen Gesundheitsmanagements, S.18

[53] Vgl. GKV-Spitzenverband (2014): Leitfaden Prävention

[54] Vgl. https://www.bundestag.de/presse/hib/2015_06/-/379160 Abgerufen am: 02.03.2017

[55] Vgl. http://www.bmg.bund.de/presse/pressemitteilungen/2014-04/kabinett-beschliesst-praeventionsgesetz.html Abgerufen am: 27.01.2017

[56] Vgl. §20b SGB V

bei der Verhütung arbeitsbedingter Gesundheitsgefahren mit den gesetzlichen Krankenversicherungen zusammenarbeiten.[57]

Das zuletzt 2009 aktualisierte Arbeitsschutzgesetz (ArbschG) im Rahmen der nationalen Gesetzgebung der EU-Rahmenrichtlinie 89/391/EWG des Europäischen Rates, stellt die entscheidende Grundlage für die Durchführung von Maßnahmen des Arbeitsschutzes im BGM dar. Es verpflichtet den Arbeitgeber Gesundheitsgefahren am Arbeitsplatz zu ermitteln und zu beseitigen.

Die Kombination aus ArbschG und dem §14 SGB VII sowie dem §20b SGB V soll die Arbeitsbedingungen menschengerecht gestalten und eine Symbiose zur Prävention arbeitsbedingter Gesundheitsgefahren bilden.

Des Weiteren wurden in Folge der europäischen Richtlinien von 1996-2007 verschiedene Einzelverordnungen verabschiedet. Dazu zählen z.B. die Lastenhandhabungsverordnung von 1996 (aktualisiert 2007), die Bildschirmarbeitsverordnung von 1996 (aktualisiert 2006), die Arbeitsstättenverordnung von 2004 (aktualisiert 2008) und die Gefahrstoffverordnung von 2004 (aktualisiert 2008).

Das Arbeitssicherheitsgesetz (ASiG) von 1973 (aktualisiert 2006) schreibt dem Arbeitgeber vor, durch die Bereitstellung von Fachkräften für Arbeitssicherheit, wie bspw. Betriebsärzte oder Sicherheitsingenieure, einen qualifizierten Arbeits- und Unfallschutz zu gewährleisten.

Das SGB IX bietet die gesetzliche Grundlage für das betriebliche Eingliederungsmanagement (BEM). In der am 01.05.2004 in Kraft getretenen überarbeiteten Fassung des §84 Abs.2 SGB IX wird der Arbeitgeber zu einem BEM verpflichtet, wenn ein Beschäftigter „innerhalb eines Jahres länger als sechs Wochen ununterbrochen oder wiederholt arbeitsunfähig"[58] war. Die betroffenen Mitarbeiter werden ermittelt und schriftlich eingeladen, die Teilnahme am BEM ist jedoch freiwillig und darf nur mit Zustimmung des Betroffenen durchgeführt werden. Auch in der laufenden Umsetzung darf der Betroffene ein BEM abbrechen. Im Rahmen des BEM soll ermittelt werden, wie die betroffene Person gesundheitsverträglich weiterbeschäftigt werden kann. Für diese Aufgabe können weitere betriebliche Akteure wie z.B. Betriebsrat, Schwerbehindertenvertretung (betroffene Person muss dafür schwerbehindert sein), Betriebsarzt, Gleichstellungsbeauftragte oder externe Berater hinzugezogen werden.[59]

Neben dem BEM ist auch die Möglichkeit der stufenweisen Eingliederung zu erwähnen, das sogenannte Hamburger Modell. Gemäß §75 SGB V und gleich lautend für den Fall behinderter oder konkret von Behinderung bedrohter Menschen in § 28 SGB IX sollen „arbeitsunfähige Leistungsberechtigte, die nach ärztlicher Feststellung ihre bisherige Tätigkeit teilweise verrichten können, durch eine stufenweise Wiederaufnahme ihrer Tätigkeit voraussichtlich besser wieder in das Erwerbsleben eingegliedert werden"[60]. Die „medizinischen und die sie ergänzenden Leistungen sollen entsprechend dieser Zielsetzung erbracht werden".[61] Der Träger einer stufenweisen Wiedereingliederung ist die Krankenkasse und bei Beamten im öffentlichen Dienst der Dienstherr. Die Arbeitsaufnahme kann durch das Hamburger Modell stufenweise mit

---

[57] Vgl. § 14 Abs. 2 SGB VII

[58] Vgl. §84 Abs. 2 SGB IX

[59] Vgl. §84 Abs. 2 SGB IX

[60] §74 SGB V

[61] §28 SGB IX

wenigen Stunden täglich beginnen und schrittweise bis zur vollen Arbeitszeit angehoben werden.

2.3 Notwendigkeit für ein BGM

Nachdem die für die Thematik wichtigen Begriffe beschrieben wurden und die Entwicklung des BGM genauer beleuchtet wurde, werden im folgenden Kapitel Gründe für die Notwendigkeit eines BGM erläutert.

2.3.1 Wandel der Arbeitswelt

In den vergangenen Jahren hat sich die Arbeitswelt in Deutschland stark gewandelt. Der Globalisierungsprozess führt im 21. Jahrhundert in Deutschland und anderen Industrieländern zu einer zunehmenden Ausweitung des Dienstleistungssektors und zu einem global wirkenden Flexibilisierungsprozess. Arbeits- und Wirtschaftsbeziehungen spielen sich zunehmend auf internationaler Ebene ab und nationale Arbeits- und Wirtschaftsmärkte sind stark miteinander vernetzt. Daraus ergibt sich, dass sich negative Effekte, wie bspw. die Finanzkrise im Jahr 2007, schnell international verbreiten. Um international wettbewerbsfähig zu bleiben, konzentrieren sich Unternehmen auf eine hohe Wirtschaftlichkeit und Gewinnerzielung. Dazu wird oft zu drastischen Sparmaßnahmen gegriffen, die vom Mitarbeiter höchste Einsatzbereitschaft, Flexibilität und Mobilität fordern.

Die zunehmende Flexibilisierung in der Arbeitswelt führt zu einer Erosion des normalen Arbeitsverhältnisses und atypische Beschäftigungsverhältnisse nehmen an Bedeutung zu. Die Stabilität des Beschäftigungsverhältnisses zwischen Arbeitgeber und Arbeitnehmer wird dadurch in Frage gestellt. Laut Informationen des statistischen Bundesamtes aus dem Jahr 2015 ist im Zeitraum von 1997-2015 der Anteil von Teilzeitbeschäftigten um 30%, der Anteil von geringfügig Beschäftigten um 44% und die Zahl befristete Beschäftigter um 23% gestiegen.[62] Die notwendige Flexibilisierung lässt sich auch in anderen Bereichen der Arbeitswelt feststellen. So wird beispielweise eine zunehmende Mobilität der Arbeitnehmer im Hinblick auf den Arbeitsort gefordert und flexible Arbeitszeitmodelle, wie Gleitzeit, Kernarbeitszeit und Arbeitszeitkonten, finden verstärkt Anwendung.[63] Der Mitarbeiter soll bestenfalls lebenslange Lernleistungen erbringen, da das Wissen immer schneller veraltet, und in internationalen Dimensionen denken, um den Mobilitätszwängen nachzukommen.

Durch die fortschreitende Abflachung der Hierarchien muss der Mitarbeiter mehr Selbstorganisation und Eigenverantwortung zeigen. Immer mehr Unternehmen werden verkauft, fusioniert oder aufgelöst und stehen unter einem permanenten Wettbewerbsdruck, der ständige strukturelle und arbeitsprozessbezogene Veränderungen mit sich bringt.[64]

All dies führt zu einem starken Anstieg des Belastungsniveaus für Mitarbeiter in den betroffenen Sektoren. Immer mehr Überstunden, hoher Termindruck und permanente Erreichbarkeit führen dazu, dass sich Arbeits- und Privatleben schwerer zeitlich, räumlich, inhaltlich, sozial und motivational trennen lassen.[65] Laut dem Stressreport 2012, der von der Bundesanstalt für Arbeitsschutz und Arbeitsmedizin herausgegeben wird, belastet die Mitarbeiter vor allem starker Termin- und Leistungsdruck (34 % der Befragten), Arbeitsunterbrechungen und Störungen (26 %), sowie Multitasking (17 %)

---

[62] Statistisches Bundesamt 2017

[63] Vgl. Rigotti / Mohr (2010): Gesundheit in der neuen Arbeitswelt, S. 1

[64] Vgl. Badura / Walter / Hehlmann (2010): Betriebliche Gesundheitspolitik, S. 27

[65] Vgl. ebenda

und Monotonie (9 %). [66] Der in den letzten Jahren immer populärer gewordene Begriff der Work-Life-Balance (WLB) behandelt das angesprochene Problemfeld. Gemeint ist die „Balance" zwischen Beruf und Privatleben, die durch das Ausbalancieren von Anforderungen und Leistungsvoraussetzungen entsteht. Entsprechen die Anforderungen nicht den Leistungsvoraussetzungen, so entsteht eine Imbalance, die in Stress und letztendlich in einer psychosomatischen Krankheit münden kann. Daher stellt sich die Frage, welche Maßnahmen innerhalb eines BGM ergriffen werden können, um die WLB der Mitarbeiter positiv beeinflussen zu können und somit Ausfallzeiten zu vermeiden. In der betrieblichen Praxis werden bspw. Maßnahmen wie Kinderbetreuung, Telearbeit, Gesundheitscheckups oder Stressbewältigungskurse angeboten. Die Angebote sollen personal-, gesundheitspolitische und unternehmenskulturelle Maßnahmen miteinander kombinieren. [67]

Auch die Mitarbeiterführung durch den Vorgesetzten kann zu einem Stressfaktor werden und ist somit von besonders großer Gesundheitsrelevanz. Das Verhalten der Vorgesetzten kann zu starken positiven oder negativen Emotionen bei den Mitarbeitern führen. Die Unterstützung durch einen Vorgesetzten gilt als wichtige Ressource gegen Stress. Eine gesunde Führung basiert auf Vertrauen zwischen der Führungskraft und dem Mitarbeiter, der sozialen Vernetzung im Unternehmen, eindeutigen Zielvorgaben und der Anerkennung für die vom Mitarbeiter geleistete Arbeit.

2.3.2 Wandel des Krankheitspanoramas

Im Verlauf der letzten Jahrzehnte findet in den Industrieländern ein Wandel des Krankheitspanoramas statt. Durch die fortschreitende Industrialisierung, Verstädterung und Modernisierung trat eine dramatische Lebensverlängerung der Bevölkerung ein. Seit dem Jahr 1881 hat sich die Lebenserwartung in Westeuropa, den USA und Japan bis zum Jahr 2003 verdoppelt.[68] Lebensbedrohliche Infektionskrankheiten haben an Bedeutung verloren und die immer weiter fortschreitenden chronischen Krankheiten, die sich langsam entwickeln und deren Krankheitsgeschehen mindestens ein Jahr anhält[69], sind heutzutage die häufigste Todesursache. Der Grund dafür ist nicht ausschließlich die verbesserte medizinische Versorgung, sondern auch der Ausbau des Bildungswesens, die Verbreitung der Demokratie und verbesserte Wohn- und Arbeitsbedingungen[70]. Besonders körperliche Belastungen, wie z.B. das Tragen und Heben von schweren Dingen, haben durch Modernisierung und Technisierung an Bedeutung verloren. In Deutschland waren im Jahr 2014 zwei Drittel aller Todesursachen durch chronische Erkrankungen, wie Herz-Kreislauf-Erkrankungen und Krebserkrankungen, bedingt.[71] Chronische Erkrankungen verursachen die höchsten direkten und indirekten Kosten im Gesundheitssystem, da sie sehr lange behandelt werden müssen und nur selten kurzfristig zum Tode führen. Indirekte Kosten sind Kosten, die den entstandenen volkwirtschaftlichen Schaden auf Grund der Krankheit beziffern. Dazu zählen z.B. die durch die Krankheit hervorgerufene Arbeitsunfähigkeit und der damit einhergehende Ausfall an Bruttowertschöpfung. Allein durch psychische Erkrankungen ist im Jahr 2014 ein Ausfall an Bruttowertschöpfung in Höhe von 13,1 Mrd. Euro entstanden. Die höchsten indirekten Kosten fallen bei Erkrankungen des Muskel-Skelett-Systems sowie bei psychischen und sozialen Verhaltensstörungen an. Direkte Kosten sind diese, die bei der Sozialversicherung (z.B. Krankenkassen) für die Be-

---

[66] Vgl. Bundesanstalt für Arbeitsschutz und Arbeitsmedizin (Hrsg.): Stressreport 2012

[67] Vgl. Badura / Walter / Hehlmann (2010): Betriebliche Gesundheitspolitik, S. 383f.

[68] Vgl. Badura / Walter / Hehlmann (2010): Betriebliche Gesundheitspolitik, S. 11

[69] Vgl. Badura / Ducki / Schröder / Klose / Mayer (2014): Fehlzeitenreport 2014: Welche Krankheiten bestimmen die Zukunft?

[70] Vgl. Badura/ Walter/ Hehlmann (2010): Betriebliche Gesundheitspolitik, S. 11

[71] Statistisches Bundesamt 2013a

handlung anfallen. Dazu zählen bspw. Medikamente, medizinisches Personal und Laborleistungen.[72] Besonders bemerkenswert ist, dass psychische Erkrankungen nicht nur besonders hohe indirekte Kosten verursachen, sondern auch die längste Ausfalldauer – im Schnitt ca. 25 Tage pro Erkrankung.[73]

Im Jahr 2008 bezifferten die Krankheitskosten durch chronische Krankheiten laut Statistischem Bundesamt in etwa die Hälfte aller Krankheitskosten. Die Kosten teilen sich wie folgt auf: durch Herz-Kreislauf-Krankheiten verursachte Kosten betrugen 37 Mrd. Euro, Krankheiten des Verdauungssystems sowie Zahn- und Munderkrankungen verursachten 34,8 Mrd. Euro. Psychische- und Muskel-Skelett-Erkrankungen schlugen mit 28,7 Mrd. Euro bzw. 28,5 Mrd. Euro zu Buche. [74]

Die Studie zur Gesundheit Erwachsener in Deutschland (DEGS1) des Robert-Koch Instituts[75] sowie andere anerkannte Studien[76] diagnostizieren in den letzten Jahren einen grundlegenden Wandel des Gesundheitsstatus hinsichtlich einer Belastung durch psychische Faktoren. Tendenziell liegen die Krankenstände im Vergleich zu den neunziger Jahren immer noch auf einem niedrigen Niveau, steigen jedoch seit 2006 stetig an.[77] Bei der Anzahl psychischer Erkrankungen, wie Depressionen, Angststörungen, Suchterkrankungen und Demenzen, ist eine starke Zunahme zu verzeichnen. In den Jahren von 2004 bis 2013 haben sich die Ausfalltage bei 1000 AOK Mitgliedern durch das Burn-Out-Syndrom[78] von 8,4 Tagen auf 87,6 Tagen verelffacht.[79] So fand eine Zusatzuntersuchung der DEGS Studie zur psychischen Gesundheit heraus, „dass fast jeder vierte männliche und jede dritte weibliche Person im Erhebungsjahr unter einer voll ausgeprägten psychischen Störung gelitten hat."[80] Damit überwiegen die psychischen Erkrankungen mit 4,7% die der Herz- und Kreislauferkrankungen (3,8%). Betrachtet man die psychischen Erkrankungen separat, so ist festzustellen, dass bei Männern die sogenannten Substanzstörungen (z.B. Alkoholsucht) stärker ausgeprägt sind als bei Frauen. Bei affektiven Störungen wie Depressionen oder Angststörungen zeigt sich, dass Frauen häufiger betroffen sind.[81]

---

[72] Vgl. Badura / Walter / Hehlmann (2010): Betriebliche Gesundheitspolitik, S. 15

[73] Vgl. Wissenschaftliches Institut der AOK (Hrsg.): Fehlzeitenreport 2012

[74] Statistisches Bundesamt 2010

[75] Vgl. Uhle / Treier (2013): Betriebliches Gesundheitsmanagement, S. 15

[76] bspw. Staatssekretariat für Wirtschaft (Hrsg.): 5. Europäische Erhebung über die Arbeitsbedingungen 2010, Bern

[77] Vgl. Badura / Ducki / Schröder / Klose / Mayer (2014): Fehlzeitenreport 2014: Welche Krankheiten bestimmen die Zukunft

[78] Burn-Out-Syndrom: Zustand emotionaler Erschöpfung mit reduzierter Leistungsfähigkeit.

[79] Vgl. Badura / Ducki / Schröder / Klose / Mayer (2014): Fehlzeitenreport 2014: Welche Krankheiten bestimmen die Zukunft

[80] Vgl. Uhle / Treier (2013): Betriebliches Gesundheitsmanagement, S. 20

[81] Vgl. Badura / Ducki / Schröder / Klose / Mayer (2014): Fehlzeitenreport 2014: Welche Krankheiten bestimmen die Zukunft

In jüngster Zeit ist eine Diskussion darüber entbrannt, ob es tatsächlich zu einem starken Anstieg psychischer Krankheiten gekommen ist oder ob es sich nur um eine Erhöhung der psychischen Behandlungen handelt.[82] Weitere Gründe für den Anstieg psychischer Erkrankungen sind Verbesserungen in der Diagnostik und Behandlung. Des Weiteren findet eine zunehmende Emotionalisierung der jungen Generation statt. Spaß an der Arbeit, das soziale Umfeld und abwechslungsreiche Aufgaben werden für Erwerbstätige immer wichtiger und das Schamgefühl, sich zu einer psychischen Erkrankung zu bekennen, sinkt.[83]

Eindeutig ist jedoch, dass es zu einem Anstieg psychischer Fehlbelastungen in der Arbeitswelt gekommen ist. In der nachfolgenden Tabelle sind Beispiele dafür aufgeführt:

Fehlbelastungen aus der Arbeitsaufgabe und der Arbeitsorganisation	Fehlbelastungen aus der sozialen Situation am Arbeitsplatz
• Zeitdruck • Fehlende Tätigkeitsspielräume • Qualitative Überforderung • Quantitative Überforderung • Ständige Konzentrationserfordernisse • Rollenunklarheit und –konflikte • Zielwidersprüche, unklare Ziele • Arbeitsunterbrechungen • Regulationsüberforderungen (zu hohe Komplexität, Variabilität) • Arbeitsplatzunsicherheit • Organisationale Ungerechtigkeit	• Soziale Konflikte mit Vorgesetzen und Kollegen • Ungerechtes Verhalten von Vorgesetzen und Kollegen • Soziale Isolation, sozialer Ausschluss • Mobbing • Konflikte mit Kunden bzw. Klienten • Emotionale Dissonanzen • Mangelnde Anerkennung • Statuskränkungen

Tabelle 2: Psychische Fehlbelastungen aus der Arbeitsaufgabe und der sozialen Situation am Arbeitsplatz[84]

Insgesamt wird deutlich, dass heutzutage ein großer Teil der Erwerbsbevölkerung unter einer chronischen Krankheit leidet und psychischen Fehlbelastungen ausgesetzt ist, die durch bestimmte Präventionsmaßnahmen im Rahmen eines BGMs positiv beeinflusst werden kann.

---

[82] Vgl. Richter / Buruck / Nebel / Wolf, S. (2010): Arbeit und Gesundheit – Risiken, Ressourcen und Gestaltung, S. 3

[83] ebenda

[84] Vgl. Ulich / Wülser (2005): Gesundheitsmanagement in Unternehmen, Arbeitspsychologische Perspektiven

2.3.3 Demografischer Wandel

Der demografische Wandel beschreibt Veränderungen bezüglich der Altersstruktur der Bevölkerung und deren Geburten- und Sterbefallentwicklung. Wie in vielen anderen hochentwickelten Ländern schreitet der demografische Wandel in Deutschland fort. Eine geringe Geburtenrate, die signalisiert, dass der Kinderwunsch sich mit der heutigen Arbeits- und Lebenswelt immer weniger vereinbaren lässt, und eine seit Jahrzehnten ansteigende Lebenserwartung führt zu einer alternden und mengenmäßig schrumpfenden Bevölkerung. Bislang stand die Problematik der Finanzierung des Sozialsystems auf Grund der mengenmäßigen Verschiebung von Beitragzahlern und Beitragsempfängern im Vordergrund der Demografiedebatte. Das Statistische Bundesamt hat errechnet, dass die Gesamtbevölkerung Deutschlands bis zum Jahr 2050 um insgesamt 8,1 Mio. Menschen gegenüber dem Basisjahr 2006 schrumpfen und die Zahl der Erwerbstätigen im selben Zeitraum um 12,1 Mio. Menschen sinken wird.[85] Mit einem Median-Alter von 46 Jahren im Jahr 2016 liegt die Bevölkerung Deutschlands bereits heute an der Spitze aller EU-Länder[86], mit den daraus resultierenden Auswirkungen auf die Arbeits- und Wirtschaftswelt.

Die folgende Grafik zeigt, dass die Erwerbsbevölkerung im Alter zwischen 15 und 64 Jahren in Zukunft schneller schrumpfen wird, als die Gesamtbevölkerung und die Anzahl der Rentenbezieher im Alter über 65 Jahren kontinuierlich ansteigt. Es ist sogar zu erwarten, dass die 50- bis 63-jährigen Erwerbstätigen, die 35- bis 49-jährigen Erwerbstätigen bis zum Jahr 2020 als stärkste Erwerbsbevölkerungsgruppe ablösen.[87]

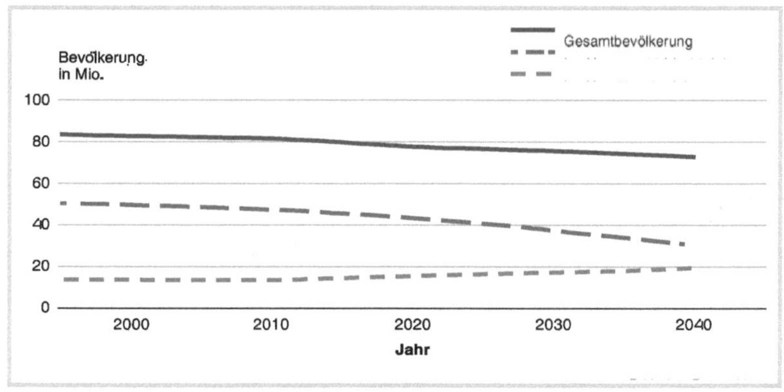

Abbildung 4: Bevölkerungsprojektion nach Altersgruppen[88]

Vor diesem Hintergrund müssen Unternehmen die Herausforderungen von Engpässen und Wettbewerb in der Personalbeschaffung von Nachwuchskräften sowie ein höheres Durchschnittsalter der Beschäftigten bewältigen. Der fortschreitende Alterungsprozess

---

[85] Vgl. Statistisches Bundesamt (http://www.bpb.de/politik/innenpolitik/demografischer-wandel) Abgerufen am:

[86] Vgl. Bundesinstitut für Bevölkerungsforschung (http://www.bib-demogra-fie.de/DE/ZahlenundFakten/02/Abbildungen/a_02_16_medianalter_d_1950_2060.html) Abgerufen am: 21.01.2017

[87] Vgl. Badura / Walter / Hehlmann (2010): Betriebliche Gesundheitspolitik, S. 21

[88] Vgl. Badura / Ducki / Schröder / Klose / Mayer (2014): Fehlzeitenreport 2014: Welche Krankheiten bestimmen die Zukunft

hat ebenso Auswirkungen auf den Arbeitsmarkt, das Bildungssystem, die Systeme der sozialen Sicherung und der gesundheitlichen Vorsorge und Förderung. Laut dem DIHK-Arbeitsmarktreport 2013/2014 kann jedes vierte Unternehmen offene Stellen längerfristig nicht besetzen, da keine geeignete Arbeitskraft zur Verfügung steht. Besonders betroffen sind Unternehmen, die auf gut ausgebildete Fachkräfte angewiesen sind.[89]

Die Unternehmen versuchen dieser Entwicklung durch die vermehrte Einstellung und Weiterbeschäftigung älterer Menschen entgegen zu wirken. Im Jahr 2000 waren in der Altersgruppe der 55 bis 64-Jährigen nur 37% erwerbstätig, im Jahr 2012 hingegen 62%.[90]

Durch die zunehmend alternde Belegschaft, deren Erkrankungsrisiko meist höher als bei jungen Erwerbstätigen ist, droht ein Anstieg der Fehlzeiten durch Arbeitsunfähigkeit und eine Einschränkung der psychischen und physischen Leistungsfähigkeit der Mitarbeiter. Besonders die zunehmende Chronifizierung der Erkrankungen im mittleren und hohen Alter wird zu einem Problem der Unternehmen.

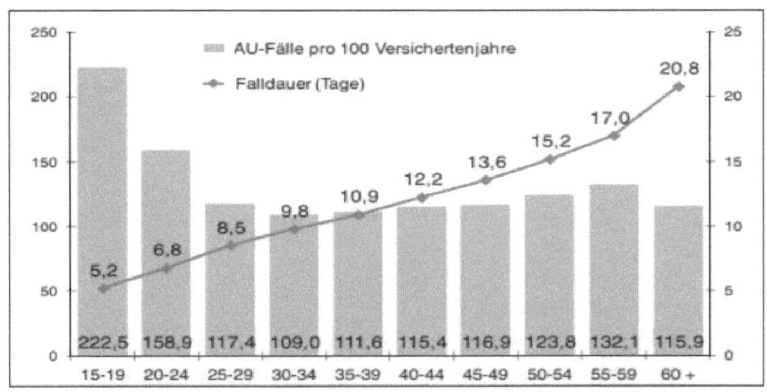

Abbildung 5: Falldauer und Fallhäufigkeit nach Altersgruppen[91]

Die oben dargestellte Grafik aus dem DAK-Gesundheitsbericht 2015 zeigt, dass die Dauer der Arbeitsunfähigkeit (AU) pro Fall mit zunehmendem Alter stark ansteigt. Außerdem ist zu erkennen, dass die AU-Fälle bei unter 20-Jährigen fast doppelt so hoch sind, wie bei Mitgliedern der mittleren oder höchsten Altersgruppe. Dies lässt sich damit begründen, dass die jüngste Altersgruppe das größere Unfall- und Verletzungsrisiko hat. Junge Beschäftigte werden in der Regel also häufiger krank, dabei ist die Krankheitsdauer jedoch viel niedriger als bei älteren Beschäftigten.

Keinesfalls jedoch darf davon ausgegangen werden, dass ältere Beschäftigte grundsätzlich weniger leistungsfähig sind als junge Beschäftigte. Die Anfälligkeit für psychische und physische Leistungseinschränkungen wird durch Bildungsstand und Qualifikation sowie den Arbeits- und Organisationsbedingungen stark beeinflusst.[92] Die Unterschiede bezüglich der Fertigkeiten junger und älterer Mitarbeiter sind groß. Ältere

---

[89] Vgl. DIHK (Deutscher Industrie und Handelskammertag) (2014): DIHK-Arbeitsmarktreport 2013/2014 S.2

[90] Vgl. Badura / Ducki / Schröder / Klose / Mayer (2014): Fehlzeitenreport 2014: Welche Krankheiten bestimmen die Zukunft

[91] Vgl. DAK Forschung (2015): DAK Gesundheitsreport 2015, S. 15

[92] Vgl. Badura, B. / Walter, U. / Hehlmann, T. (2010): Betriebliche Gesundheitspolitik, S. 22

Mitarbeiter bieten den Unternehmen vor allem einen Gewinn an Erfahrungswissen, Arbeitsdisziplin und Qualitätsbewusstsein.[93]

In den vergangenen Jahren hat das BGM durch den demografischen Wandel als Unternehmensstrategie stark an Bedeutung gewonnen. Durch die Realisierung eines ganzheitlichen BGMs, das darauf abzielt die Arbeits- und Organisationsbedingungen zu verbessern, können Unternehmen die Herausforderung der Erhaltung der psychischen und physischen Leistungsfähigkeit bei älteren Mitarbeitern fördern. Mögliche Maßnahmen sind längere Regenerationsphasen im Rahmen einer Arbeitszeitverkürzung, lebenslanges Lernen zur Aufrechterhaltung der Motivation und altersgerechte Arbeitsorganisation bzw. Arbeitsplatzgestaltung.

2.4 Standards eines BGM

Beim Aufbau und der Ausgestaltung eines erfolgreichen BGM müssen einige betriebspolitische Mindeststandards eingehalten werden. Im Folgenden werden die Handlungsempfehlungen zur Sicherstellung eines systematischen-, zielgerechten und ergebnisorientierten Vorgehen im BGM des renommierten Gesundheitswissenschaftler B. Badura erläutert. Diese werden oft zitiert und weisen keine großen Unterschiede zu anderen Handlungsempfehlungen in der Literatur auf.

1. Formulierung einer klaren, inhaltlichen Zielsetzung
2. Abschluss schriftlicher Vereinbarungen
3. Einrichtung eines Lenkungsausschusses
4. Bereitstellung von Ressourcen
5. Festlegung personeller Verantwortlichkeiten
6. Qualifizierung von Experten und Führungskräften
7. Beteiligung und Befähigung der Mitarbeiter
8. Betriebliche Gesundheitsberichterstattung
9. Internes Marketing
10. Durchführung der vier Kernprozesse (Lernzyklus) [94]

Eine klare **inhaltliche Zielsetzung** setzt eine Konsensfindung zwischen Führungsebene, Arbeitnehmervertretung und den beteiligten Experten voraus. Dafür eignet sich bspw. die Durchführung eines Workshops. Zu den typischen Zielen eines BGM zählen die Verbesserung der Gesundheit der Beschäftigten, die Verbesserung von Produktivität, Qualität und Wirtschaftlichkeit, sowie die Stärkung des Sozial- und Humankapitals. Im Gegensatz zum Humankapital, das sich auf personelle Ressourcen bezieht, beschreibt das Sozialkapital die Beziehungen zwischen den personellen Ressourcen. Gemäß B. Badura kann das Sozialkapital durch die Investition in interne Vernetzung, in die Förderung gemeinsamer Überzeugungen und Werte sowie in die Qualität der Mitarbeiterführung gestärkt werden.[95] Zur Realisierung dieser Ziele bedarf es **schriftlicher Vereinbarungen**, die in Form eines Projektauftrages oder einer Betriebs- oder Dienstvereinbarung (DV) festgehalten werden können. Die Einrichtung eines **Lenkungsausschusses** erfolgt zur dauerhaften Steuerung des BGM. Er ist für die kontinuierliche Verbesserung, die Festlegung von Maßnahmen und Zielen, der Delegierung von Aufgaben an Projektteams oder AGs sowie für die Bewertung von Ergebnissen des BGM zuständig. Um eine hohe Glaubwürdigkeit und Akzeptanz im Unternehmen zu erreichen müssen adäquate **Ressourcen** bereitgestellt werden. Dazu gehören finanzielle Ressourcen für die Durchführung von Maßnahmen sowie zeitliche

---

[93] Vgl. Brussig (2005): Die Nachfrageseite des „Arbeitsmarktes": Betriebe und die Beschäftigung Älterer im Lichte des IAB-Betriebspanels 2002

[94] Vgl. Badura / Walter / Hehlmann (2010): Betriebliche Gesundheitspolitik, S. 147

[95] ebenda

Ressourcen für die handelnden Akteure, um die anfallenden Aufgaben im BGM ausführen zu können.

Des Weiteren müssen laut den zuvor genannten Mindeststandards die personellen Verantwortlichkeiten und die zugehörigen Aufgaben und Kompetenzen eindeutig geregelt werden. Zu diesen Personen gehört auch ein Beauftragter für das BGM, der ein Bindeglied zwischen Management, Lenkungsausschuss und den betroffenen Mitarbeitern herstellt. Zu seinen Aufgaben gehört neben der Terminkoordination, die Überprüfung der Zielerreichung, die Kosten-, Leistungs- und Qualitätskontrolle sowie die regelmäßige Berichterstattung an das Management und den Lenkungsausschuss. Die Akteure sollten eine ausreichende **Qualifizierung** sowohl im Bereich der wissenschaftlichen Grundlagen zu Gesundheit und Krankheit als auch bezüglich Konzepten und Handlungsstrategien einer gesundheitsförderlichen Organisationsgestaltung nachweisen können. Des Weiteren werden Managementkompetenzen zum systematischen Aufbau eines BGM, die Entwicklung und Anwendung eines Kennzahlsystems sowie soziale Kompetenzen zur Führung, zum Konfliktumgang und zur Kommunikation erforderlich.

Ein erfolgreiches Gesundheitsmanagement kann nur mit aktiver Partizipation und Befähigung der **Mitarbeiter** entwickelt und umgesetzt werden. Das Wissen der Mitarbeiter stellt dabei eine unverzichtbare Quelle dar. Sie sollen aktiv in der Planung und Umsetzung des BGM beteiligt werden. [96]

In Punkt 8 wird eine betriebliche Gesundheitsberichterstattung als Mindestvoraussetzung aufgeführt, deren Ziel es ist durch einen regelmäßig erscheinenden betrieblichen Gesundheitsbericht Transparenz zu schaffen und die innerbetriebliche Kommunikation und Information zu verbessern. Durch ein **internes Marketing** soll die Akzeptanz gesteigert und Mitarbeiter direkt in das BGM einbezogen werden. Dazu eignen sich bspw. organisierte Gesundheitstage, Infobroschüren oder das betriebsinterne Intranet.

Das BGM leitet seine Ziele aus Analysen ab, plant und steuert seine Maßnahmen und evaluiert regelmäßig die Zielerreichung und nimmt Korrekturen vor. So entsteht ein **Lernzyklus,** der aus den folgenden vier Kernprozessen besteht.

---

[96] Vgl. Die Senatorin für Finanzen (Hrsg.): Gesundheitsmanagement im bremischen öffentlichen Dienst, Bremen, 2010

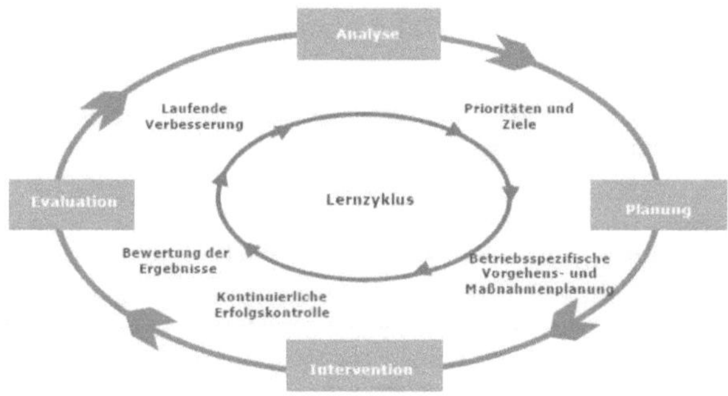

Abbildung 6: Lernzyklus im BGM[97]

Im ersten der vier Kernprozesse, der **Analyse**, sollen gesundheitsrelevante Daten aus dem Unternehmen systematisch erhoben und ausgewertet werden, um den IST-Zustand bzw. die Ausgangssituation zu ermitteln. Dafür kommen z.B. Mitarbeiterbefragungen, Daten über Fehlzeiten aus der Personalabteilung, Fehlzeitenanalysen der Krankenkassen oder Informationen aus Gesprächen mit Mitarbeitern als Datenquellen in Frage. Dabei ist jedoch zu beachten, dass Fehlzeiten Spätindikatoren darstellen, die keine Auskunft über die Ursache der Arbeitsunfähigkeit liefern. Befragungen haben den Vorteil, dass sie einen tiefen Einblick in die gesundheitlichen Probleme der Organisation bieten und Wirkungszusammenhänge erkennen lassen, die eine frühe Intervention ermöglichen. In der **Planung** sollen anhand einer Analyse messbare organisations- und personenbezogene Ziele und Handlungsfelder des BGM definiert werden. Dazu muss außerdem ein Zeit-, Arbeits- und Kostenplan für die geplanten Maßnahmen erstellt werden. Die Planungsverantwortlichen sind der Beauftragte für BGM und der Lenkungsausschuss.

Der dritte Schritt, die **Intervention**, beinhaltet die Durchführung und Steuerung der geplanten Maßnahmen. Dabei sollten nur die Maßnahmen durchgeführt werden, die bedarfsgerecht, qualitätsgesichert und wirtschaftlich sind. Im BGM werden vorrangig organisationsbezogene Maßnahmen (verhältnisorientiert) vor der Verhaltensprävention umgesetzt. Verschiedenen Maßnahmen des BGM werden im Kapitel 4 ausführlich an einem Praxisbeispiel beleuchtet.

Die anschließend folgende **Evaluation** ermöglicht einen kontinuierlichen Verbesserungsprozess. Durch die Überprüfung der Zielerreichung und Ergebnisqualität anhand von Kennzahlen, die bereits bei der Analyse eingesetzt wurden, können die Ziele angepasst und Maßnahmen verbessert werden. Die Evaluation sollte auch die Entwicklung und Implementierung des BGM als Managementsystem in der Unternehmung bewerten und die Art und Weise, wie Ergebnisse kommuniziert werden, festlegen.

Ziele und Aufgaben werden in der Personalpolitik des Unternehmens verankert, so dass die Steigerung des Gesundheitsniveaus der Mitarbeiter zur Führungsaufgabe wird. Das Engagement der Führungskräfte ist eine entscheidende Voraussetzung für ein leistungsfähiges BGM, da sie durch ihr Handeln nicht nur einen sehr großen Einfluss auf Mitarbeiter haben, sondern selbst auch Zielgruppe eines BGMs sind. Sie

---

[97] Bildquelle: Die Senatorin für Finanzen (Hrsg.): Gesundheitsmanagement im bremischen öffentlichen Dienst, Bremen, 2010

können eine Vorbildfunktion für andere Beschäftigte einnehmen.[98] BGM stellt eine innerbetriebliche Dienstleistung dar, die einen „konkreten Nutzen für die Kernaufgaben und –prozesse der Organisation erbringen soll."[99]

Die verschiedenen Maßnahmen der Gesundheitsförderung werden im Kapitel 4 ausführlich an einem Praxisbeispiel beleuchtet.

2.5   Bestimmung des ökonomischen Nutzens

Die Evaluation und Steuerung eines BGM setzt zuverlässige Bewertungsmethoden für den Erfolg von Maßnahmen des BGM voraus. Die alleinige Betrachtung von „harten" Kennzahlen, wie bspw. der Reduzierung des Krankenstandes oder der Fluktuation, welche einen direkten Bezug zum ökonomischen Nutzen aufweisen reicht nicht aus. Sie sollten mit nicht direkt in Geldbeträgen zu beziffernden qualitativen Kennzahlen, wie z.B. weniger Rückenschmerzen und besseres Betriebsklima, verbunden werden, um die Qualität der Veränderung durch die Maßnahme besser darstellen zu können. Hierdurch wird auch ein größerer Teil des von der WHO definierten Gesundheitsbegriffes abgedeckt. Die Bewertung von Maßnahmen sollte die vier Ebenen Zufriedenheit, Lernerfolg, Transfer und Nutzen berücksichtigen. Idealerweise werden Effekte durch Vorher-Nachher-Messungen im Vergleich zu einer unveränderten Kontrollgruppe gemessen. Als Methoden können standardisierten Fragebögen, Interviews und medizinische Untersuchungen genutzt werden.

Im Folgenden wird die bekannteste Methode zur Rentabilitätsmessung, die Kosten-Nutzen-Analyse (KNA) ausführlich dargestellt und mit der Kosten-Wirksamkeits-Analyse (KWA) verglichen.

Nach dem entwickelten Schema der KNA von Schmidt et al. werden im ersten Schritt geeignete Erfolgskriterien der BGM-Maßnahmen anhand von qualitativen Kennzahlen definiert. Die gemessene Veränderung dieser Kennzahl, ausgedrückt in ihrer Standardabweichung, wird mit der Standardabweichung der in Euro bewerteten jährlichen Arbeitsleistung der Teilnehmer multipliziert. Da es sehr kompliziert ist die Leistung jedes einzelnen Mitarbeiters zu erfassen, werden nach einer Faustregel 40% des durchschnittlichen Bruttojahresgehalts der Teilnehmer als Standardabweichung geschätzt. Im folgenden Schritt wird die Varianz zwischen der qualitativen Kennzahl und der korrelierenden „harten" Kennzahl ermittelt oder geschätzt und mit dem zuvor ermittelten Wert multipliziert. Ein Beispiel dafür ist die Arbeitszufriedenheit als qualitative Kennzahl und die Arbeitsunfähigkeit als „harte" Kennzahl. Anschließend wird der bislang ermittelte Wert mit der Anzahl der Teilnehmer und der angenommenen Wirkungsdauer der Maßnahme multipliziert, um den Bruttonutzen der Maßnahme zu erhalten. Die Ermittlung des monetären Nutzens ist sehr viel schwieriger als die Ermittlung der monetären Kosten. Die Subtraktion der Kosten ergibt den Nettonutzen der Maßnahme. Soll der geschätzte Nutzen pro investierten Euro gemessen werden, so dividiert man die Kosten durch den Nettonutzen, um den Return On Investment (ROI) zu erhalten. Obwohl es sich bei diesem Wert ausschließlich um eine Schätzung handelt, kann beurteilt werden, welche Maßnahmen weitergeführt, verändert oder nicht mehr durchgeführt werden sollen. Die Vorteile der KNA liegen darin, dass der monetäre Nutzen verschiedener Maßnahmen innerhalb eines BGM durch die Bestimmung des ROI direkt vergleichbar ist und der Implementierungsaufwand der KNA organisations-

---

[98] Vgl. KGSt-Bericht 1/2005 Betriebliches Gesundheitsmanagement als Führungsaufgabe, S. 3

[99] Vgl. Die Senatorin für Finanzen (Hrsg.): Gesundheitsmanagement im bremischen öffentlichen Dienst, S. 10

politisch als gering einzuschätzen ist.[100]

Die KWA stellt die monetären Kosten zu den erzielten Wirkungen in Relation. Dies macht nur Sinn, wenn mehrere Möglichkeiten zur Zielerreichung zur Auswahl stehen. Anders als bei der KNA werden die monetären Kosten nicht dem monetären Nutzen gegenüber gestellt, sondern es wird geprüft, wie ein ökonomisches Ziel am kostengünstigsten erreicht werden kann. Somit können verschiedene Gesundheitsprogramme miteinander verglichen werden. Der Nachteil dieser Methode liegt darin, dass sie sehr hohe Planungskapazitäten erfordert und somit für kleine und mittelständische Betriebe nicht sinnvoll ist.[101]

Die Evaluation eines BGM wird dadurch erschwert, dass Kosten und Nutzen der Maßnahmen erst nach zeitlicher Verzögerung offensichtlich werden und die monetäre Erfassung des Nutzens teilweise nur geschätzt werden kann. Des Weiteren ist die Auswahl und Abgrenzung von Erfolgskriterien, die durch Maßnahmen positiv beeinflusst werden, schwierig.

---

[100] Vgl. Fritz, S. (2009): Wie lassen sich Effekte betrieblicher Gesundheitsförderung in Euro abschätzen?

[101] ebenda

3 Besonderheiten des BGM in der öffentlichen Verwaltung

Der öffentliche Dienst umfasst alle Mitarbeiter, die in öffentlichen Stellen beschäftigt sind. Mit ca. 4,5 Millionen Beschäftigten ist der öffentliche Dienst der größte Arbeitgeber in Deutschland.[102] Die Beschäftigten gliedern sich in Beamte, die in einem öffentlich-rechtlichen Dienstverhältnis stehen, sowie Arbeitnehmer, die ihren Beruf auf vertraglicher Basis ausüben. Die Beschäftigungsbereiche im öffentlichen Dienst lassen sich in die Bereiche Bund, Länder, Kommunen und den mittelbaren öffentlichen Dienst segmentieren.[103] Auf Grund der großen Heterogenität in den verschiedenen Beschäftigungsbereichen im öffentlichen Dienst werden die folgenden Ausführungen über den Gesundheitsstatus und die daraus abgeleiteten Besonderheiten für das BGM vor allem die öffentliche Verwaltung betreffen. Auf Grund des Praxisbeispiels in Kapitel 4 wird der Fokus auf die unmittelbare Bundesverwaltung, einen Teil der öffentlichen Verwaltung, bestehend aus den 22 obersten Bundesbehörden und 82 rechtlich nicht selbstständigen Behörden in den jeweiligen Geschäftsbereichen, gelegt.

3.1 Gesundheitsstatus in der unmittelbaren Bundesverwaltung

Die unmittelbare Bundesverwaltung umfasste im Jahr 2013 ohne Soldaten insgesamt 260.269 Beschäftigte. In der jährlichen Erhebung des Gesundheitsförderungsbericht, der seit 1997 auf der Grundlage eines Kabinettbeschlusses vom Bundesministerium des Inneren erhoben und veröffentlicht wird, wurden 126.446 Beamte sowie Richter, 110.893 Tarifbeschäftigte und 14.291 Auszubildende erfasst. Im Jahr 2013 waren die Beschäftigten der Bundesverwaltung im Durchschnitt an 19,75 Arbeitstagen krankheitsbedingt abwesend, was 7,87% der Arbeitstage eines Jahres entspricht. Im Vergleich zum Vorjahr sind die krankheitsbedingten Abwesenheitszeiten um 0,5 Arbeitstage gestiegen. In der folgenden Grafik ist zu erkennen, dass die Krankenstände seit dem Jahr 2006 nach einem kontinuierlichen Rückgang zwischen den Jahren 1999 und 2004 stetig ansteigen.

---

[102] Bundesleitung des dbb beamtenbund und tarifunion (2014): Zahlen Daten Fakten Stand: Januar 2014

[103] Statistisches Bundesamt 2013

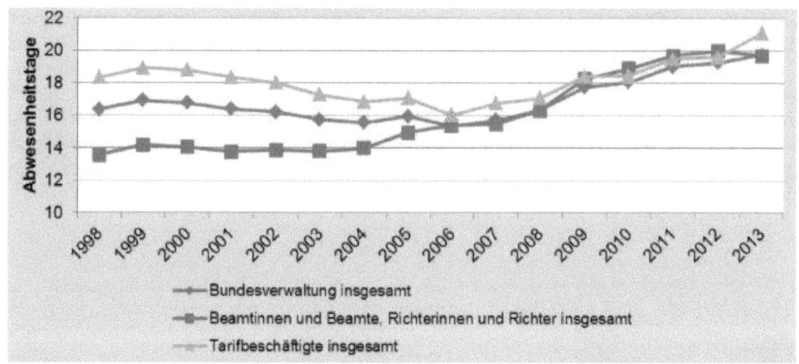

Abbildung 7: Entwicklung der Abwesenheitstage je Beschäftigtem in der Bundesverwaltung von 1998 bis 2013[104]

Mit Blick auf die verschiedenen Beschäftigungsgruppen ist zu erkennen, dass die Abwesenheitstage von Beamten sowie Richtern (19,70 Tage) im Durschnitt niedriger sind als die der Tarifbeschäftigten (21,11 Tage). Wie in der folgenden Grafik darge-stellt, sind außerdem erhebliche Unterschiede in der Anzahl der Abwesenheitstage in verschiedenen Laufbahngruppen und Behörden festzustellen.

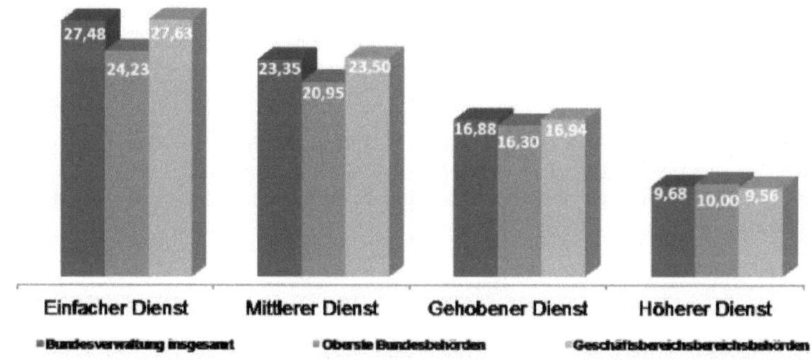

Abbildung 8: Abwesenheitstage je Beschäftigtem nach Laufbahngruppen in der unmittelbaren Bundesverwaltung im Jahr 2013[105]

Im Jahr 2013 ist bei Beamten erstmals seit dem Jahr 2006 ein Rückgang gegenüber dem Vorjahr (2012: 19,97 Tage) zu verzeichnen.

Die Beschäftigten in der Bundesverwaltung waren im Jahr 2013 durchschnittlich 45,7 Jahre alt. Da die Bundesverwaltung im letzten Jahrzehnt kaum ihre Belegschaften verjüngt hat, spiegelt sie die demografische Entwicklung in besonderem Ausmaß

---

[104] Bundesministerium des Innern (Hrsg.): Gesundheitsföderungsbericht 2013 der unmittelbaren Bundesverwaltung

[105] Bundesministerium des Innern (Hrsg.): Gesundheitsföderungsbericht 2013 der unmittelbaren Bundesverwaltung, S.45

wider. In allen Sektoren der privaten Wirtschaft ist der Anteil an Arbeitnehmern über 44 Jahre in den 90er Jahren gesunken[106], wohingegen das Durchschnittsalter in der Bundesverwaltung seit 1993 um 3,58 Jahre gestiegen ist. Laut Statistischem Bundesamt waren im Jahr 2013 60,6% der Beschäftigten in der Bundesverwaltung älter als 45 Jahre, wogegen der Anteil der über 45-jährigen in der übrigen Erwerbsbevölkerung bei 47,2% liegt, also um rund ein Viertel niedriger ausfällt. Die 25 bis 44-Jährigen sind in der gesamten Erwerbsbevölkerung mit 42,4% die stärkste Altersgruppe und machen in der Bundesverwaltung nur 32,7% aus.

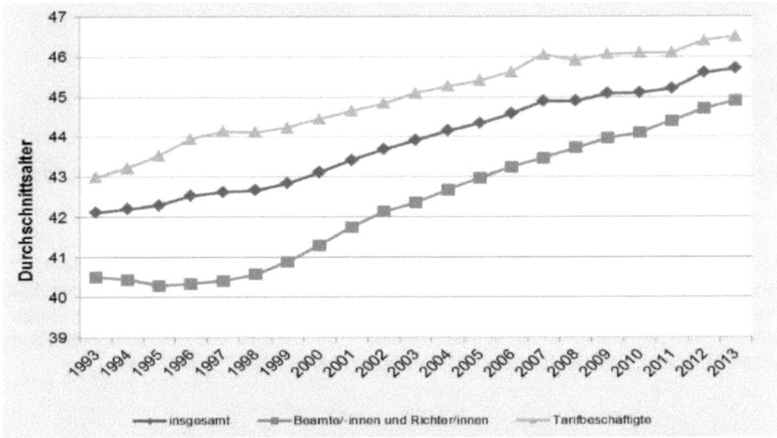

Abbildung 9: Entwicklung des Durchschnittsalters der Beschäftigten in der unmittelbaren Bundesverwaltung 1993 bis 2013[107]

Mit zunehmendem Alter der Beschäftigten steigen auch die durchschnittlichen Abwesenheitstage an. Im Jahr 2013 fehlten über 60-Jährige im Durchschnitt an 26,21 Tagen, im Unterschied zu den unter 25-Jährigen mit durchschnittlich 10,58 Abwesenheitstagen.

---

[106] Marstedt / Müller / Jansen (2002): Fehlzeitenreport 2001, S. 22

[107] Bundesministerium des Innern (Hrsg.): Gesundheitsföderungsbericht 2013 der unmittelbaren Bundesverwaltung

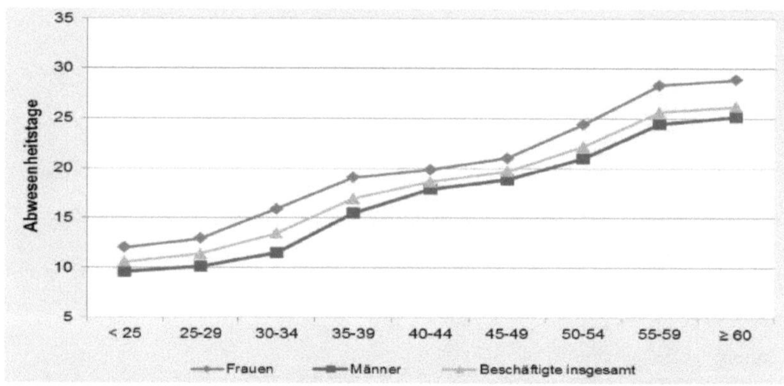

Abbildung 10: Durchschnittliche Abwesenheit je Beschäftigtem nach Altersgruppen in der unmittelbaren Bundesverwaltung im Jahr 2013[108]

Im Jahr 2012 konnte die Zunahme der krankheitsbedingten Abwesenheitszeiten ausschließlich auf den Anstieg von Langzeiterkrankungen (>30 Tage / +0,3 Tage) zurückgeführt werden, wohingegen im selben Jahr die Häufigkeit von Erkrankungen mittlerer Dauer (4 bis 30 Tage / -0,11 Tage) zurückging. Mit zunehmendem Alter steigt die Dauer der Abwesenheitszeiten an, während die Anzahl der Krankheitsfälle zurück-geht.[109]

Auch die unmittelbare Bundesverwaltung unterliegt den in Kapitel 2.3 beschriebenen Entwicklungen, die durch die seit Jahren stattfindenden Prozesse der Umstrukturierung und Modernisierung im öffentlichen Sektor verstärkt werden. Der Personalabbau aufgrund der Haushaltskonsolidierung und technischer Rationalisierungsprozesse bei gleichzeitig älter werdenden Beschäftigten, betrug innerhalb von 2006-2012 rund 19%.[110]

---

[108] Bundesministerium des Innern (Hrsg.): Gesundheitsförderungsbericht 2013 der unmittelbaren Bundesverwaltung

[109] Vgl. Badura / Ducki / Schröder / Klose / Mayer (2014): Fehlzeitenreport 2014: Welche Krankheiten bestimmen die Zukunft, S. 525

[110] http://www.dgb.de/themen/++co++9e9ac4ee-8503-11e3-a90d-52540023ef1a/@@dossier.html, Abgerufen am: 29.02.2017

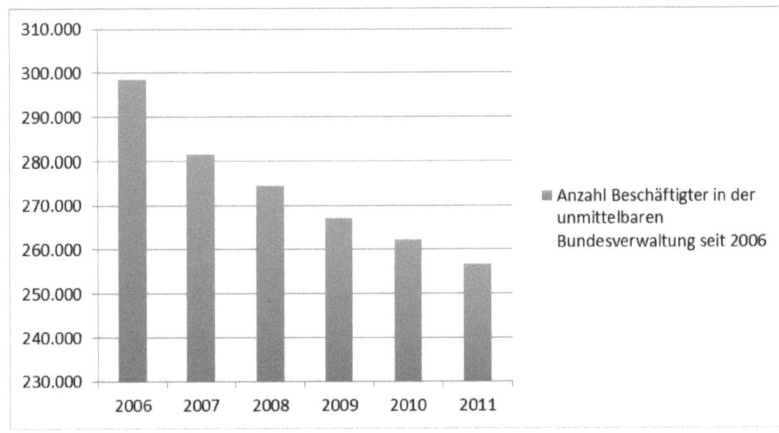

Abbildung 11: Anzahl Beschäftigter in der unmittelbaren Bundesverwaltung seit 2006[111]

Um einen Vergleich zwischen dem Gesundheitsstatus in der Bundesverwaltung und in der Privatwirtschaft zu ermöglichen, bietet sich die Gegenüberstellung der Abwesenheitszeiten der unmittelbaren Bundesverwaltung mit den ermittelten Abwesenheitszeiten des AOK-Fehlzeitenreports 2013 an. Der AOK-Fehlzeitenreport 2013 stellt die krankheitsbedingten Abwesenheitszeiten von 11 Millionen AOK-Versicherten zur Verfügung und wird vom Wissenschaftlichen Institut der AOK erhoben und ausgewertet.[112] Zur optimalen Vergleichbarkeit müssen die Daten des Gesundheitsförderungsberichts der unmittelbaren Bundesverwaltung an die demografischen Rahmenbedingungen und Erhebungsstandards des AOK-Fehlzeitenreports 2013 angeglichen werden. Nach der Anpassung der Daten an den AOK-Fehlzeitenreport ergibt sich für die Bundesverwaltung eine Abwesenheitsquote von 6,39%, was 16,03 Abwesenheitstagen entspricht. Im Vergleich zum Jahr 2012 ist dies zwar ein Rückgang von 0,05%, jedoch liegt die krankheitsbedingte Abwesenheitsquote der Bundesverwaltung 1,29% über dem Krankenstand aller erwerbstätigen AOK-Versicherten.

3.2 Besondere Ansprüche an ein BGM in der öffentlichen Verwaltung

Der in Kapitel 3.1 dargelegte Gesundheitsstatus der Bundesverwaltung, gekennzeichnet durch einen hohen Krankenstand und ein hohes Durchschnittsalter der Beschäftigten, stellt die Bundesverwaltung vor große Herausforderungen. Während in der freien Wirtschaft schon lange gesundheitsfördernde Maßnahmen mittels einem BGM durchgeführt werden, hinkt die öffentliche Verwaltung bei der Realisierung hinterher. Dies liegt unter anderem daran, dass ihre Handlungsfreiheiten durch starre Gesetzesregelungen und den großen Einfluss der Politik stark eingeschränkt sind. Deshalb ist es von

---

[111] Bundesministerium des Innern (Hrsg.): Gesundheitsföderungsbericht 2006-2011 der unmittelbaren Bundesverwaltung

[112] Vgl. Badura / Ducki / Schröder / Klose / Mayer (2014): Fehlzeitenreport 2014: Welche Krankheiten bestimmen die Zukunft, S. 323ff.

großer Relevanz bei den Verantwortlichen ein Bewusstsein für den Handlungsbedarf zu schaffen.[113]

Im Rahmen der zunehmenden Europäisierung der öffentlichen Verwaltung kommt es zu einem erhöhten Leistungs- und Modernisierungsdruck. Die Leistungen der öffentlichen Verwaltung werden auf internationaler Ebene verglichen und bewertet. Die Zusammenarbeit der EU-Länder und die Etablierung einer einheitlichen europäischen Gesetzgebung nimmt kontinuierlich zu, wodurch die Mitarbeiter mit neuen Aufgabengebieten konfrontiert werden. [114]

Die hohe Anzahl von Büroarbeitsplätzen in der öffentlichen Verwaltung führt zu starken körperlichen Belastungen, hervorgerufen durch Fehlhaltungen oder das Einhalten von starren Positionen, die bei den Beschäftigten häufig Kopfschmerzen sowie Nacken- und Rückenschmerzen auslösen. Die modernen Informationstechnologien können im Büroalltag eine Informationsflut auslösen, die Mitarbeiter überfordern sowie Leistungs- und Zeitdruck verstärken können.

Des Weiteren gibt es in der in der öffentlichen Verwaltung einen hohen Anteil schwerbehinderter Beschäftigter, da sie bei fachlicher Eignung gemäß § 82 Abs. 2 SGB IX zu einem Vorstellungsgespräch eingeladen werden müssen. Außerdem sollen laut §71 SGB IX „private und öffentliche Arbeitgeber mit jahresdurchschnittlich monatlich mindestens 20 Arbeitsplätzen [...] auf wenigstens 5% der Arbeitsplätze schwerbehinderte Menschen [beschäftigen]."[115] Die öffentliche Verwaltung übernimmt somit soziale Verantwortung für Menschen, die auf dem freien Arbeitsmarkt benachteiligt werden könnten. Schwerbehinderte Beschäftigte benötigen besondere Aufmerksamkeit im Rahmen eines BGM, da ihre körperliche Leistungsfähigkeit eventuell hinter der eines gesunden Mitarbeiters liegt.

Die Auswirkungen des demografischen Wandels, die durch die Einsparungen bei Personalkosten durch die Haushaltskonsolidierung verstärkt werden, führen bei Mitarbeitern der öffentlichen Verwaltung zu einer Arbeitsverdichtung und somit zu einer Überbelastung. Im Rahmen der Haushaltskonsolidierung wird in der öffentlichen Verwaltung häufiger auf befristete Arbeitsverträge zurückgegriffen, wodurch bei Beschäftigten eine Angst vor Arbeitsplatzverlust ausgelöst werden kann.[116] Schwer ersetzbare Spezialisten erreichen das Rentenalter und die frei werdenden Stellen werden nicht nachbesetzt. Daraus ergibt sich ein erheblicher Fachkräftemangel, der durch die Tatsache, dass die öffentliche Verwaltung für qualifizierte Nachwuchskräfte meist kein attraktiver Arbeitgeber ist, verstärkt wird.[117] Die Gesunderhaltung der älteren Belegschaft im Rahmen eines BGM ist somit eine wichtige Aufgabe zur Aufrechterhaltung der Arbeitsfähigkeit der Mitarbeiter.

---

[113] Vgl. Hathaway (2013): Betriebliches Gesundheitsmanagement und krankheitsbedingte Fehlzeiten in der Bundesverwaltung, S.1

[114] Vgl. BKK Bundesverband (Hrsg.) Sochert / Schwipper (2003): Die öffentliche Verwaltung – ein kranker Sektor?, S. 13ff.

[115] §71 SGB IX

[116] Sochert / Schwipper (2003): Die öffentliche Verwaltung – ein kranker Sektor?, S. 105

[117] Vgl. KGSt-Bericht 1/2005 Betriebliches Gesundheitsmanagement als Führungsaufgabe, S. 11

4 Unternehmenserfolg durch Investitionen in das Sozialkapital – ein Fallbeispiel

Im folgenden Praxisbeispiel wird der vollständige Lernzyklus des BGM: Analyse – Interventionsplanung – Intervention – Evaluation exemplarisch durchlaufen werden. Im Grunde soll durch dieses Praxisbeispiel bewiesen werden, ob und in welchem Umfang bzw. Kosten-Ertrags-Verhältnis Investitionen in das Sozialkapital (durch BGM Maßnahmen) einen signifikanten Einfluss auf den Unternehmenserfolg haben können. Bei dem Interventionsbetrieb handelt es sich um ein Unternehmen aus dem öffentlichen Dienst. Neben verhaltensorientierten Maßnahmen (z.B. Rückenschule) und verhältnisorientierten Maßnahmen (z.B. Unfallverhütung) soll auch explizit das Sozialkapital gestärkt werden. Eine der Grundaussagen des Sozialkapitalansatzes lautet, überspitzt ausgedrückt: Sozialkapital fördert Unternehmenserfolg.[118]

Nach Beschreibung des Studiendesigns und der Ausgangssituation im Unternehmen folgen die zuvor geplanten und durchgeführten Interventionen sowie die Ergebnisse der Evaluation. Schlussendlich werden die Validität, das angewandte Messverfahren sowie die Übertragbarkeit der Ergebnisse auf andere Unternehmen, vorzugsweise derselben Branche, diskutiert.

4.1 Anlage der Untersuchung

Das für das Praxisbeispiel ausgewählte Unternehmen beschäftigt momentan ca. 320 Menschen. Um feststellen zu können, inwiefern die Auswirkungen der Interventionen eines BGM den ganzheitlichen Unternehmenserfolg beeinflussen, muss eine geeignete Kennzahl gefunden werden. Im Zuge dessen wurde besonders Wert darauf gelegt, dass diese Kennzahl sowohl die Wirkung (wenn auch nur indirekt) der BGM-Aktivitäten misst, als auch wenig exogenen Einflüssen ausgesetzt ist.

Die im Unternehmen anfallenden Kosten werden hauptsächlich durch Fehlzeiten, Fluktuation, Arbeitsunfälle und durch Qualitätsquoten und Verbesserungen von Produkten und Prozessen beeinflusst. Demzufolge bildet die Produktivität als Maßstab die Effizienz ab. Es geht darum, wie viel produktive Leistung in einer Zeiteinheit erbracht wird. Der Fokus in diesem Case (Praxisbeispiel) liegt darin, zu untersuchen und letztlich festzustellen, ob die durchgeführten Interventionen im Rahmen eines BGM zu einem ganzheitlichen Unternehmenserfolg führen.[119]

---

[118] Vgl. Badura / Walter / Hehlmann (2010): Betriebliche Gesundheitspolitik, S. 165

[119] Vgl. Badura / Walter / Hehlmann (2010): Betriebliche Gesundheitspolitik, S. 166

Zeitpunkt	Vorgang/ Ereignis
August 2006	t0 = Erhebung Baseline Mitarbeiterbefragung im Interventions- und Kontroll-Unternehmen
Januar – März 2007	Präsentation der Befragungsergebnisse und Planung von Interventionen im Interventions-Unternehmen
April 2007 – März 2008	Durchführung der Interventionen im Interventions-Unternehmen
April 2008	t1 = Auswertung und Fazit

Tabelle 3: Studiendesign im zeitlichen Ablauf[120]

Basierend auf den zentralen Befunden kann Folgendes abgeleitet werden: Ein erster Handlungsbedarf ergibt sich im Bereich „Netzwerkkapital" und in „Tätigkeits- bezogene Aspekte". Viel dringender zeigt sich jedoch der Handlungsbedarf bei nahezu allen Aspekten des „Führungskapitals" sowie beim „Überzeugungs- und Wertekapital". Als Grundlage für diese einschätzende Bewertung diente ein von der Geschäftsführung entwickeltes „Ampel-Raster", mit dessen Hilfe alle Ergebnisse und Erkenntnisse den jeweiligen Kategorien „grün", „gelb", „rot" (= Handlungsbedarf) zugeordnet werden konnte.[121]

4.2 Ausgangssituation

Folglich werden alle Faktoren bei denen ein Handlungsbedarf besteht benannt und anschließend näher erläutert. Sinn und Zweck ist es, durch gezielte BGM-Aktivitäten eine Verbesserung zu bewirken, die einen nachhaltigen Unternehmenserfolg gewähr- leisten können.

Faktoren mit Handlungsbedarf	
Tätigkeitsbezogene Aspekte	Partizipationsmöglichkeiten, quantitative Arbeitsanforderungen, Zufriedenheit mit organisatorischen Rahmenbedingungen
Netzwerkkapital	Gegenseitiges Vertrauen innerhalb des eigenen Teams
Führungskapital	Ausmaß der Mitarbeiterorientierung, Ausmaß der sozialen Kontrolle, Akzeptanz des Vorgesetzen, Fairness & Gerechtig- keit, Ausmaß der Machtorientierung
Überzeugungs- und Wertekapital	„Gelebte" Unternehmenskultur, gemeinsame Normen und Werte, Konfliktkultur, Wertschätzung für Mitarbeiter, Vertrauen

Tabelle 4: Faktoren mit Handlungsbedarf[122]

---

[120] eigene Darstellung; Vgl.Badura / Walter / Hehlmann (2010): Betriebliche Gesundheitspolitik, S. 168

[121] ebenda

[122] eigene Darstellung; Vgl.Badura / Walter / Hehlmann (2010): Betriebliche Gesundheitspolitik, S. 169

4.2.1 Experteninterviews

Mit einigen interessierten und ausgewählten Mitarbeitern sind leitfadengestützte Experteninterviews durchgeführt worden. Sie lieferten zusätzliche und wertvolle Informationen für die Planung zielgerichteter Interventionen im Rahmen der Umsetzung von BGM-Aktivitäten. Hierbei war besonders wichtig, dass die interviewten Mitarbeiter keine Angst vor Konsequenzen bei ehrlichen Statements haben müssen. In dem Unternehmen nahmen 30 Mitarbeiter an den Experteninterviews teil.[123]

4.2.2 Handlungs- und Interventionsbedarf

Um bedarfsgerechte Maßnahmen einzuleiten, müssen die Erkenntnisse sowohl aus der Mitarbeiterbefragung, als auch aus den Experteninterviews berücksichtigt und differenziert betrachtet werden. Neben der weiteren Umsetzung der bisherigen BGM-Aktivitäten sollten zusätzliche Interventionen geplant und umgesetzt werden. Wichtig ist, dass diese neuartigen Interventionen vor allem das Ziel verfolgen, die zuvor mit Handlungsbedarf identifizierten Faktoren spürbar zu verbessern. Bezogen auf die tätigkeitsbezogenen Aspekte sollten die durchgeführten Maßnahmen insbesondere zu einer Verbesserung der Partizipationsmöglichkeiten und der organisatorischen Rahmenbedingungen im Unternehmen beitragen. Es ist einleuchtend, dass Maßnahmen zur Stärkung der sozialen Beziehungen innerhalb und zwischen den Gruppen, zwischen Führungskräften und Mitarbeitern sowie Aktivitäten zur Entwicklung der Unternehmenskultur großes Potenzial zur Verbesserung der Ausgangssituation haben können. Alles in allem sollte der Schwerpunkt der neuen Interventionen, die durch das BGM integriert werden, auf die Steigerung des Sozialkapitals im Unternehmen ausgerichtet sein. Auf diese Weise kann eine Verbesserung angestrebt und schlussendlich auch erreicht werden.[124]

4.3 Interventionsplanung

Die Ziele der Interventionsplanung sollten sich an den strategischen Zielen des Unternehmens orientieren und können in harte und weiche Zielkriterien aufgespalten werden. Zu den harten Zielkriterien gehören Kennzahlen wie Fluktuation, Produktivität, Zahl der Arbeitsunfälle und Qualität, zu den weichen Zielkriterien bspw. die Mitarbeiterzufriedenheit, das Betriebsklima und die Motivation. Dabei ist es unerlässlich, dass die Ziele messbar, realistisch sowie allgemein bekannt und von allen involvierten Personen akzeptiert sind, da sie sonst nicht zu managen sind.

4.3.1 Motive und Zielsetzung

Zu aller erst sollten im Rahmen der BGM-Aktivitäten (und die damit verbundenen neuartigen Interventionen) die groben Ziele des BGM festgelegt werden, um daraus eine ganzheitliche Strategie entwickeln zu können. Hinsichtlich der durchzuführenden Interventionen bestanden Erwartungen, die in zwei Richtungen ausstrahlen: Zum einen sollten sich der Gesundheitsstand und die Qualität des Arbeitsschutzes durch zusätzliche Maßnahmen weiter verbessern. Aufgrund dessen sollten die seit geraumer Zeit durchgeführten verhaltens- und verhältnisorientierten Interventionen weitergeführt werden. Zum anderen sollten sich die benannten Schwachstellen reduzieren, wenn Investitionen in das Sozialkapital getätigt werden.[125]

---

[123] Vgl. Badura / Walter / Hehlmann (2010): Betriebliche Gesundheitspolitik, S. 169

[124] Vgl. Badura / Walter / Hehlmann (2010): Betriebliche Gesundheitspolitik, S. 169-170

[125] Vgl. Badura / Walter / Hehlmann (2010): Betriebliche Gesundheitspolitik, S. 170

4.3.2 Auswahl und Planung von Interventionen

Zunächst wurde die Fortführung der bisher im Rahmen des bestehenden BGM angebotenen Maßnahmen geplant. Diese betrafen die Bereiche der verhaltensorientierten Interventionen mit Fitness/ Bewegung und physische Gesundheit sowie den verhältnisorientierten Interventionen zur Arbeitssicherheit. Dazu gehören z.B. eine Kostenbeteiligung an externen Mitgliedschaften in Fitnesscentern als auch firmeninterne Maßnahmen, wie Rückenschulkurse auf verschiedenen Niveaus. Abgerundet wird das Programm durch verschiedene Sportgruppen sowie die Möglichkeit des Erwerbs des deutschen Sportabzeichens. Hinzukommend werden Maßnahmen zur Sicherung der physischen Gesundheit, wie bspw. Vorsorgeuntersuchungen und die jährlichen Grippeschutzimpfungen ermöglicht. Diverse Stressbewältigungsseminare zur Verbesserung der psychischen Gesundheit werden angeboten. Im Bereich der verhältnisorientierten Maßnahmen zur Erhöhung der Sicherheit wurden neben den klassischen Maßnahmen der Arbeitssicherheit und ergonomischen Arbeitsplatzgestaltung noch weitere Aktivitäten gestartet. Diese sollen helfen, Unfälle am Arbeitsplatz zu vermeiden.

Dieser Abschnitt beinhaltet die Erläuterung der neu zu initiierenden Maßnahmen und Interventionen:

Aufgrund der Befragungsergebnisse und der Experteninterviews wurden darüberhinausgehende zusätzliche konkrete Maßnahmen geplant. Diese lassen sich in drei Handlungsfelder unterteilen:

1. Tätigkeitsbezogene Aspekte und organisatorische Rahmenbedingungen zur Bearbeitung der damit verbundenen Fragestellungen und Entwicklung von Verbesserungsvorschlägen sollten Arbeitsgruppen zu den Themen „Qualifikation", „Organisation" und „Motivation" eingerichtet werden.
2. Soziale Beziehungen und Führungsverhalten:
   Zur Unterstützung der Entwicklung in diesen Themenfeldern sollten unter Begleitung eines externen Trainers, eine drei Module umfassende Trainingswerkstatt für Führungskräfte, sowie ein Grundlagentraining zur Kommunikation und zum Konfliktmanagement für alle Gruppen realisiert werden.
3. Unternehmenskultur:
   Zur Weiterentwicklung der Unternehmenskultur sollten vor allem Leitsätze zur Führung und Zusammenarbeit im Unternehmen sowie eine regelmäßige Information der Mitarbeiter durch die Geschäftsleitung und den Betriebsrat beitragen.[126]

Neue Maßnahmen und Interventionen
Tätigkeitsbezogene Aspekte und organisatorische Rahmenbedingungen Arbeitsgruppen zu den Themen „Qualifikation", „Organisation" und „Motivation"
Soziale Beziehungen und Führungsverhalten Trainingswerkstatt und Führungskräfte Grundlagen der Kommunikation und des Konfliktmanagements in Gruppen
Unternehmenskultur Leitsätze zur Führung und Zusammenarbeit in Unternehmen Mitarbeiterinformation durch Geschäftsleitung und Betriebsrat

Tabelle 5: Darstellung der neu initiierten Maßnahmen und Interventionen[127]

---

[126] Vgl. Badura / Walter / Hehlmann (2010): Betriebliche Gesundheitspolitik, S. 170-171

[127] eigene Darstellung; Vgl. Badura / Walter / Hehlmann (2010): Betriebliche Gesundheitspolitik

4.4   Interventionen

Folglich werden jegliche Interventionen, die im Rahmen des BGM durchgeführt werden, näher beschrieben und in ihrer Vorgehensweise und Wirkung erläutert.

4.4.1 Arbeitsgruppen

Mit besonders engagierten Mitarbeitern wurden drei Arbeitsgruppen zu den besagten Teilbereichen „Qualifikation", „Organisation" und „Motivation" geformt. Jene Arbeitsgruppen bestanden jeweils aus sieben bis acht Mitarbeitern, die aus allen Unternehmensbereichen stammen. An der Stelle wurde besonders darauf geachtet, dass aus jedem Unternehmensbereich jeweils ein Mitarbeiter in jeder Arbeitsgruppe vertreten war. In diesen Arbeitsgruppen wurden jegliche Erkenntnisse aus den zuvor abgehaltenen Experteninterviews, unter vorheriger Berücksichtigung der Mitarbeiterbefragung, verglichen, analysiert und dem jeweiligen Unternehmensbereich angepasst. In vielen Bereichen war eine grundlegende Übereinstimmung erkennbar. Dennoch war es durch die Einzelbetrachtung möglich, für jede Abteilung entsprechend individuelle Interventionen zu planen und durchzuführen. Daraus resultierten wiederum viele kleinere Maßnahmen, die oftmals nur einzelne Arbeitsschritte einbezogen hatten. Dabei handelte es sich z.B. um ablauforganisatorische oder sonstige obligatorische Maßnahmen.[128]

4.4.2 Führungskräfte

Die aus der Mitarbeiterbefragung resultierenden Ergebnisse haben einen Qualifizierungsbedarf bei den Führungskräften aufgedeckt. In einem neutralen aber sachlichen Gespräch mit den Führungskräften wurde versucht sich ein Bild über den Bedarf bei der jeweiligen Führungskraft zu machen. Danach wurde der tatsächliche Entwicklungs- und Qualifizierungsbedarf herausgearbeitet. Anschließend fand über den Zeitraum eines Jahres eine dreistufige „Werkstatt für Führungskräfte" statt. Neben dem Basiswissen zu den Themen „Führung", „Führen in einer gesunden Organisation", „Umgang mit Konflikten" und „Kommunikation", ging es vor allem darum, die Kooperationsbeziehungen und Vernetzung zwischen den verschiedenen Führungskräften im Arbeitsalltag zu optimieren. Folgende Effekte werden angestrebt:

* höheres Maß an Transparenz bei betrieblichen Abläufen
* Verbesserung und Stärkung der innerbetrieblichen Kooperationsbeziehungen
* Optimierung des Informationsflusses
* Stärkung des wechselseitigen Vertrauens
* Reduzierung von Schnittstellenproblemen zwischen den verschiedenen Organisationseinheiten

Genau diese Themen bilden den „roten Faden" im Training und wurden an der Stelle bearbeitet. Im Zuge dessen konnten relativ zeitnah, sowohl für die Führungskräfte, als auch für die Mitarbeiter positive Effekte erreicht werden. Um dieses Training fortzuführen und eine kontinuierliche Hilfestellung bei aktuellen und wiederkehrenden Problemen zu leisten, wird das Qualifizierungsangebot ca. halbjährlich in Form eines Führungskräfte-Coachings aufgefrischt.

---

[128] Vgl. Badura / Walter / Hehlmann (2010): Betriebliche Gesundheitspolitik, S. 172-173

<table>
<tr><td>Qualifizierung der Führungskräfte</td></tr>
<tr><td>Führungskräftewerkstatt I – 2 Tage</td></tr>
<tr><td>- Grundlagen zum Thema Führen, Führen in einer „gesunden Organisation" und gesundheitsförderliches Führen, Führung teilautonomer Gruppen), Konfliktmanagement, Identifikation von Herausforderungen und persönlichem Entwicklungsbedarf, Vereinbarung persönlicher Entwicklungsziele und -projekte</td></tr>
<tr><td>Führungskräftewerkstatt II – 2 Tage</td></tr>
<tr><td>Status quo der persönlichen Entwicklungsvorhaben, bedarfs- und zielgerichtete Qualifizierung und Unterstützung, Konfliktgespräche mit Vorgesetzten und Mitarbeitern, Rolle und Selbstverständnis des Vorgesetzten im Kontext einer Gruppe, Selbstmanagement, Modelle der Vernetzung und kollegialen Unterstützung</td></tr>
<tr><td>Führungskräftewerkstatt III – 1 Tag</td></tr>
<tr><td>Abschluss der persönlichen Entwicklungsvorhaben, bedarfs- und zielgerichtete Qualifizierung und Unterstützung, Umsetzung der firmeninternen Leitsätze, Bearbeitung konkreter Fallbeispiele, Übungen zur Gesprächsführung, individuelles und kollegiales   Coaching
Präsentation für die Geschäftsführung</td></tr>
</table>

Tabelle 6: Qualifizierung der Führungskräfte[129]

4.4.3 Gruppen (Gruppensprecher und Mitarbeiter)

Unter der Leitung desselben externen Trainers fanden, parallel zu den Qualifizierungsmaßnahmen für die Führungskräfte, auch entsprechend halbtägige Trainings zur Verbesserung der Kommunikation und des Umgangs mit Konflikten für die Mitarbeiter statt. Zunächst wurden im ersten Schritt die Gruppensprecher der einzelnen Gruppen in Workshops qualifiziert.

Die Workshops dienten zugleich auch als Diagnostik bezüglich (unterschwellig) vorhandener Probleme und Verbesserungspotenzialen in den einzelnen Gruppen. Direkt im Anschluss an zwei Trainingseinheiten für die Gruppensprecher wurden alle Gruppen, jeweils gemeinsam in halbtägigen Trainings, für die jeweils gleichen Themen qualifiziert. Diese Trainings finden immer halbjährlich statt, sodass sie von allen Gruppen gemacht werden können. Der Inhalt der Trainings bestand hauptsächlich aus den fundamentalen Methoden des Umgangs mit Konflikten und den verschiedenen Ebenen der Kommunikation.[130]

4.4.4 sonstige Maßnahmen

Als sonstige Maßnahmen u.a. zur Entwicklung der Unternehmenskultur wurden in einigen Workshops unter Beteiligung der Führungskräfte und der Mitarbeiter Unternehmensleitsätze entwickelt und verabschiedet. Durch diese sollte Transparenz in die Verantwortung und Beziehungen aller Beschäftigten gebracht werden. Zudem sollte auch die allgemeine Zusammenarbeit sowie die gesamte Führung nachhaltig verbessert werden. Auf den Punkt gebracht fokussieren die Unternehmensleitsätze diese sechs Perspektiven:

- Attraktivität des Unternehmens

---

[129] eigene Darstellung; Vgl. Badura / Walter / Hehlmann (2010): Betriebliche Gesundheitspolitik

[130] Vgl. Badura / Walter / Hehlmann (2010): Betriebliche Gesundheitspolitik, S. 174

- Zielerreichung
- Führung
- Verantwortung
- Denken sowie
- Umgang miteinander.

Um diese Unternehmensleitsätze auch zu realisieren, wurden sie auf drei große Plakate gedruckt und von den Führungskräften, die stellvertretend für alle Mitarbeiter stehen, unterschrieben. Anschließend wurden diese Plakate an exponierten Stellen im Gebäude des Unternehmens dauerhaft ausgehängt. Parallel dazu erhielt jeder Mitarbeiter ein „give away" im ansehnlichen Postkartenformat, wo die besagten Unternehmensleitsätze nochmals aufgeführt waren.

4.5 Evaluation

Etwa 20 Monate nach der Erstbefragung – und 12 Monate nach dem Start der vorstehend beschriebenen Interventionen – wurde erneut eine Mitarbeiterbefragung durchgeführt. Im ersten Schritt wurden zunächst alle Ergebnisse der zweiten Befragung mit denen der ersten Befragung gegenübergestellt und verglichen. Es konnte festgestellt werden, dass sich alle Faktoren die in der ersten Befragung einen Handlungsbedarf aufwiesen, verbessert haben. Durch die Interventionen, im Rahmen des BGM, ließ sich retrospektiv erkennen, dass sogar eine überproportionale Verbesserung stattfand. Im Hinblick auf die tätigkeitsbezogenen Aspekte zeigte sich eine leichte Verbesserung der BGM Prozesse und Strukturen. Im Kontext zum Unternehmensdurchschnitt betrachtet, haben sich die Befunde zum Netzwerkkapital auf ihrem zuvor guten Ausgangslevel behauptet, während sich das Führungskapital sowie das Überzeugungs- und Wertekapital in Bezug auf alle relevanten Faktoren deutlich und somit statistisch signifikant verbessert haben. Diese Ergebnisse scheinen die zuvor getätigten Annahmen zu bestätigen. Es kann daher zurecht behauptet werden, dass die durchgeführten Interventionen zielgerichtet waren und in direktem Zusammenhang mit den Verbesserungen im Sinne des BGM stehen. [131]

4.6 Schlussfolgerung und Diskussion

Die folgende Schlussfolgerung bezieht sich hauptsächlich auf die Implementierung und Umsetzung der Interventionen nach Muster eines BGM im zuvor beschriebenen Praxisbeispiel. Dadurch konnte veranschaulicht werden, dass Investitionen in das Sozialkapital eines Unternehmens einen erheblichen Einfluss auf den Erfolg eines Unternehmens haben können.

Hierbei besteht eine der wesentlichen Herausforderungen darin, die Motivation der Mitarbeiter für die Nutzung bestimmter Maßnahmen wahrhaftig und nachhaltig zu erhöhen. Aufgrund der Komplexität des multifaktoriellen Geschehens in dem sozialen System, in dem Falle ein Unternehmen aus dem öffentlichen Dienst, und der daraus entstehenden vielfältigen Ursache-Wirkungs-Beziehungen wird man sich dadurch der Bewertung der Ergebnisse diese Fallstudie (Praxisbeispiel) mit Kriterien einer diskreten Verteilung begnügen müssen. Kurz gesagt: Es ist nicht möglich direkte bzw. kausale Ursache-Wirkungs-Zusammenhänge zwischen den vorgenommenen Interventionen und den beobachteten Effekten zu messen.

---

[131] Vgl. Badura / Walter / Hehlmann (2010): Betriebliche Gesundheitspolitik, S. 176 ff.

Zudem macht das herangezogene Praxisbeispiel deutlich, dass bei den das Netzwerk-kapital eine zentrale Rolle im BGM einnimmt. Die Qualität der sozialen Beziehungen hat für Menschen vielfältige Auswirkungen auf Gesundheit und Wohlbefinden. Dies gilt sowohl für das Arbeitsleben als auch für das Privatleben. Des Weiteren konnte festgestellt werden, dass ein hohes Netzwerkkapital eine gesundheitsfördernde Wirkung auf die Mitarbeiter hat und einen positiven Einfluss auf die Arbeitsleistung nimmt.

Auf diese Weise werden die komplexen Wirkungszusammenhänge deutlich. Eine einzelne Maßnahme, wie z.B. eine Rückenschule anzubieten, um damit teilweise Erfolg zu haben, ist wenig effektiv. Besser ist es, wenn von Anfang an ein ganzheitli-ches System entwickelt wird, das an verschiedenen Stellen, sowohl bei den Menschen und deren Verhalten als auch in der Organisation ansetzt. Letztlich ist ein voll integrier-tes System erforderlich in dem unterschiedliche BGM-Maßnahmen sinnvoll geordnet sind und bedarfsgerecht adressiert werden können. Auf diese Weise kann ein BGM-System geschaffen werden, das die Gesundheit der Mitarbeiter im Allgemeinen fördert und die Potenziale der immateriellen Faktoren für das Unternehmen nutzbar macht.[132]

---

[132] Vgl. Badura / Walter / Hehlmann (2010): Betriebliche Gesundheitspolitik, S. 179 ff.

5 Zusammenfassung / Fazit

Der zukünftige Erfolg von Unternehmen wird stärker als je zuvor durch den Gesundheitsstatus der Mitarbeiter beeinflusst. Dabei spielt nicht nur die körperliche Gesundheit eine Rolle, sondern laut dem Gesundheitsverständnis der WHO auch die seelische und soziale Gesundheit. Der erläuterte Wandel der Arbeitswelt und die Veränderungen im Krankheitspanorama, insbesondere der Anstieg psychischer Erkrankungen, sowie der demografische Wandel wirken sich nicht nur in der Privatwirtschaft, sondern noch deutlicher im öffentlichen Dienst bzw. der öffentlichen Verwaltung mit seinen beschriebenen Besonderheiten aus. Um die Beschäftigten im öffentlichen Dienst gesund, motiviert und leistungsfähig zu halten, ist der Handlungsbedarf für die Implementierung eines BGMs gegeben.

Am Praxisbeispiel der Umsetzung eines BGMs im Kapitel 4 wird offensichtlich, dass mit einer an den Literaturvorgaben orientierten Realisierung innerhalb von wenigen Jahren Erfolge erzielt werden können. Dazu ist ein ganzheitlicher Ansatz in nahezu allen Handlungsfeldern der Institution erforderlich. Hierzu zählen bspw. Gesundheitsförderung, Führungsverhalten, Unternehmenskultur, Arbeitsgestaltung und Qualifizierung. Durch die vier Kernprozesse Analyse, Planung, Intervention und Evaluation wird neben der Nachhaltigkeit auch eine kontinuierliche Verbesserung sichergestellt.

Für Arbeitnehmer und Arbeitgeber entsteht durch die Einführung eines BGMs eine Win-Win Situation. Die Gesundheit und Motivation der Arbeitnehmer werden nachhaltig gefördert und daraus resultieren Produktivitäts-, Qualitäts- und Innovationssteigerungen auf der Seite der Unternehmen. Dies geschieht u.a. durch optimierte Arbeitsabläufe, geringere Ausfallzeiten und gesundheitsgerechte Arbeitsorganisation. Darüber hinaus profitiert das Unternehmen davon, ein attraktiver Arbeitgeber zu sein und sein Image zu verbessern.

Der Erfolg eines BGMs zeigt sich nicht unbedingt in monetären Ergebnissen und harten Kennzahlen, sondern äußert sich bspw. in hohen Teilnahmequoten bei Maßnahmen und einer generellen Akzeptanz des BGMs bei den Beschäftigten. Hierbei wird offensichtlich, wie wichtig die Bedarfsorientierung von Maßnahmen für den Erfolg eines BGMs ist. Bei der Maßnahmenplanung sollte vor allem die Reduzierung von psychischen Fehlbelastungen in der Arbeitswelt Berücksichtigung finden.

Im Rahmen des BGMs im Beispielunternehmen wurden Herausforderungen offensichtlich, die stellvertretend für große Bereiche des öffentlichen Dienstes sind. Dazu zählt vor allem die Problematik einer ausreichenden Finanzierung durch den Bund, die Länder und die Kommunen. Daraus resultieren neben personellen Engpässen bei der Realisierung auch mangelnde finanzielle Ressourcen für die Durchführung von Maßnahmen. Hier ist auch ein Umdenken bei den politischen Verantwortlichen notwendig, da bei konkreten Gesetzesvorhaben das BGM bisher kaum Beachtung fand. Hier ist allerdings erfreulicherweise mit dem Beschluss des Präventionsgesetzes im Jahr 2015 eine positive Entwicklung zu erkennen. Zukünftig wäre die verpflichtende Implementierung eines BGMs in größeren Unternehmen und Institutionen wünschenswert.

Obwohl das BGM in der öffentlichen Wahrnehmung immer mehr an Bedeutung gewinnt und immer mehr Unternehmen ein BGM implementieren, ist zu erwähnen, dass das BGM allein nicht ausreicht, um die Herausforderungen der heutigen Arbeitswelt zu meistern. Die Mitarbeiter sind über den Beruf hinaus vielen anderen möglicherweise belastenden Einflüssen ausgesetzt, die das Unternehmen nicht beeinflussen kann. Dennoch sollte der Arbeitgeber versuchen, Krankheitsursachen am Arbeitsplatz weitgehend auszuschalten und eine gesundheitsförderliche Atmosphäre zu schaffen. Letztendlich sollte es das Ziel sein, das Gesundheitsbewusstsein der Beschäftigten zu stärken und sie darin zu unterstützen, selbst Verantwortung für den Erhalt ihrer Gesundheit und ihrer langfristigen Beschäftigungsfähigkeit zu schaffen. Darüber hinaus sollten zukünftig die Bemühungen von Politik, Medien etc. verstärkt werden, um in allen Lebenswelten die Eigenverantwortung für die Gesundheit zu fördern.

Abbildungsverzeichnis

Tabellenverzeichnis

Abkürzungsverzeichnis

AOK	Allgemeine Ortskrankenkasse
ArbschG	Arbeitsschutzgesetz
ASiG	Arbeitssicherheitsgesetz
AU	Arbeitsunfähigkeit
BEM	Betriebliches Eingliederungsmanagement
BGA	Bundesgesundheitsamt
BGF	Betrieblichen Gesundheitsförderung
BGM	Betriebliches Gesundheitsmanagement
BKK	Betriebskrankenkasse
BMG	Bundesministerium für Gesundheit
DAK	Deutsche Angestellten-Krankenkasse
DEGS	Studie zur Gesundheit Erwachsener in Deutschland
DFPG	Deutsches Forum für Prävention und Gesundheitsförderung
DGE	Deutsche Gesellschaft für Ernährung
DNBGF	Deutsches Netzwerk betrieblicher Gesundheitsförderung
DV	Dienstvereinbarung
ENWHP	European Network for Workplace Health Promotion
EU	Europäische Union
GKV	Spitzenverband Bund der Krankenkassen
IGA	Initiative Gesundheit und Arbeit
KNA	Kosten-Nutzen-Analyse
RFH	Rheinische Fachhochschule Köln
ROI	Return On Invest
SGB	Sozialgesetzbuch
WHO	World Health Organisation
WLB	Work-Life-Balance

Quellenverzeichnis

Antonovsky, A (1997): Salutogenese. Zur Entmystifizierung der Gesundheit, dt. erweiterte Herausgabe von A. Franke, Tübingen, dgvt

Badura, B. / Ducki, A. / Schröder, H. / Klose, J. / Meyer, M. (Hrsg.) (2014): Fehlzeitenreport 2014, Berlin-Heidelberg, Springer Verlag

Badura, B. / Walter, U. / Hehlmann, T. (2010): Betriebliche Gesundheitspolitik, Berlin-Heidelberg, Springer-Verlag

Bamberg, E. / Ducki, A./ Metz, A.M. (Hrsg.) (2011): Gesundheitsförderung und Gesundheitsmanagement in der Arbeitswelt, Göttingen, Hogrefe Verlag GmbH & Co. KG

BKK Bundesverband (Hrsg.): Luxemburger Deklaration zur betrieblichen Gesundheitsförderung in der Europäischen Union
http://www.luxemburger-deklaration.de/fileadmin/rs-dokumente/dateien/LuxDekl/Luxemburger_Deklaration_09-12.pdf
zuletzt abgerufen am: 27.02.2017

BKK Bundesverband (Hrsg.) Sochert, R. / Schwippert, C. (2003): Die öffentliche Verwaltung – ein kranker Sektor?, In: Betriebliches Gesundheitsmanagement und Prävention arbeitsbedingter Gesundheitsgefahren Band 29, 2003

Brussig, M. (2005): Die Nachfrageseite des „Arbeitsmarktes": Betriebe und die Beschäftigung Älterer im Lichte des IAB-Betriebspanels 2002, Düsseldorf, Hans-Böckler-Stiftung

Bundesanstalt für Arbeitsschutz und Arbeitsmedizin (Hrsg.): Volkswirtschaftliche Kosten durch Arbeitsunfähigkeit 2015, Dortmund, 2017

Bundesanstalt für Arbeitsschutz und Arbeitsmedizin (Hrsg.): Stressreport 2012
http://www.baua.de/de/Publikationen/Fachbeitraege/Gd68.pdf?__blob=publicationFile
zuletzt abgerufen am: 25.02.2017

Bundesministerium des Innern (Hrsg.): Gesundheitsförderungsbericht 2013 der unmittelbaren Bundesverwaltung, Stand: 18. Dezember 2014, Berlin
http://www.bmi.bund.de/SharedDocs/Downloads/DE/Themen/OED_Verwaltung/Oeffentlicher_Dienst/Bundesbedienstete/Krankenstand2013.pdf?__blob=publicationFile
zuletzt abgerufen am: 27.02.2017

Bundesministerium für Arbeit und Soziales (Hrsg.): Sicherheit und Gesundheit bei der Arbeit 2013, 2014, Berlin

Bundesleitung des dbb beamtenbund und tarifunion (2014): Zahlen Daten Fakten Stand: Januar 2014, Berlin
http://www.dbb.de/fileadmin/pdfs/2014/zdf_2014.pdf
zuletzt abgerufen am: 27.02.2017

Bundeszentrale für gesundheitliche Aufklärung (Hrsg.): Resilienz und psychologische Schutzfaktoren im Erwachsenenalter, 2012, Köln

Bundeszentrale für gesundheitliche Aufklärung (Hrsg.): Was erhält Menschen gesund? Antonovskys Modell der Salutogenese, 2001, Köln

DAK Forschung (Hrsg.) (2016): DAK Gesundheitsreport 2016, Hamburg

Demmer, H. (2005): Betriebliche Gesundheitsförderung – von der Idee zur Tat, Europäische Serie zur Gesundheitsförderung, Nr. 4, WHO-Europa, Bundesverband der Betriebskrankenkassen (BKK BV) (Hrsg.), Kopenhagen/Essen, 199

Deutsche Industrie und Handelskammertag (Hrsg.): DIHK-Arbeitsmarktreport 2013/2014, 2014
http://www.dihk.de/ressourcen/downloads/dihk-arbeitsmarktsreport-2013-14
zuletzt abgerufen am: 27.02.2017

Die Senatorin für Finanzen Bremen (Hrsg.): Gesundheitsmanagement im bremischen öffentlichen Dienst, Bremen, 2010

ENWHP (2007): Luxemburger Deklaration zur betrieblichen Gesundheitsförderung in der europäischen Union
http://www.luxemburger-deklaration.de/fileadmin/rs-
dokumente/dateien/LuxDekl/Luxemburger_Dekl_Mai2014.pdf
zuletzt abgerufen am: 25.02.2017

Elmecker, Manfred (2008): Betriebliche Gesundheitsförderung im öffentlichen Dienst/Sektor, Saarbrücken, VDM Verlag Dr. Müller AG & Co. KG

Esslinger, A. S. / Emmert, M. / Schöffski, O. (2010): Betriebliches Gesundheitsmanagement, Gabler Verlag

Fritz, S. (2009): Wie lassen sich Effekte betrieblicher Gesundheitsförderung in Euro abschätzen?; In: Badura, B. / Schröder, H. / Vetter, C. (2009): Fehlzeitenreport 2008, Berlin-Heidelberg, Springer Verlag

GKV-Spitzenverband (2014): Leitfaden Prävention
http://www.gkv-
spitzenverband.de/media/dokumente/presse/publikationen/Leitfaden_Praevention_2014_barrierefrei.pdf
zuletzt abgerufen am: 27.02.2017

Hathaway, R. (2013): Betriebliches Gesundheitsmanagement und krankheitsbedingte Fehlzeiten in der Bundesverwaltung; In: Badura, B., Ducki, A., Schröder, H., Klose, J., Meyer, M. (Hrsg.): Fehlzeitenreport 2013, Berlin-Heidelberg, Springer-Verlag

Huber, S. (2010): Betriebliches Gesundheitsmanagement und Personalmanagement; In: Bamberg, E. / Ducki, A./ Metz, A.M. (Hrsg.) (2011): Gesundheitsförderung und Gesundheitsmanagement in der Arbeitswelt, Göttingen, Hogrefe Verlag GmbH & Co. KG

Marstedt / Müller / Jansen (2002): Fehlzeitenreport 2001, Berlin-Heidelberg, Springer Verlag

Naegele, G / Sporkert, M. (2009): Altern in der Arbeitswelt, in: Zeitschrift für Gerontologie und Geriatrie 42

Nefiodow, Leo A. (2001): Der sechste Kondratieff, 5. Auflage, Rhein-Sieg-Verlag

Kommunale Gemeinschaftsstelle für Verwaltungsvereinfachung: KGSt-Bericht (1/2005) Betriebliches Gesundheitsmanagement als Führungsaufgabe, Köln

Kondratieff, N. / Händeler, E. (Hrsg.) (2013): Die langen Wellen der Konjunktur, Marlon-Verlag

Landesvereinigung für Gesundheit und Akademie für Sozialmedizin Niedersachsen e.V. (Hrsg.): Betriebliches Gesundheitsmanagement in öffentlichen Verwaltungen - Ein Leitfaden für die Praxis, Hannover, 2009

Richter, P. / Buruck, G. / Nebel, C. / Wolf, S. (2010): Arbeit und Gesundheit – Risiken, Ressourcen und Gestaltung; In: Bamberg, E. / Ducki, A./ Metz, A.M. (Hrsg.) (2011): Gesundheitsförderung und Gesundheitsmanagement in der Arbeitswelt, Göttingen, Hogrefe Verlag GmbH & Co. KG

Rigotti, T. / Mohr, G. (2010): Gesundheit in der neuen Arbeitswelt; In: Bamberg, E. / Ducki, A./ Metz, A.M. (Hrsg.) (2011): Gesundheitsförderung und Gesundheitsmanagement in der Arbeitswelt, Göttingen, Hogrefe Verlag GmbH & Co. KG

Rothländer, K. / Mühlpfordt, S. (2010): Betriebliche Gesundheitsförderung im Setting Beschäftigungsträger; In: Bamberg, E. / Ducki, A./ Metz, A.M. (Hrsg.) (2011): Gesundheitsförderung und Gesundheitsmanagement in der Arbeitswelt, Göttingen, Hogrefe Verlag GmbH & Co. KG

Singer, S. (2010): Enstehung des Betrieblichen Gesundheitsmanagements; In: Esslinger, A. S. / Emmert, M. / Schöffski, O. (2010): Betriebliches Gesundheitsmanagement, Gabler Verlag

Uhle, T. / Treier, M. (2013): Betriebliches Gesundheitsmanagement, 2. Auflage, Berlin-Heidelberg, Springer-Verlag

Ulich, E. / Wülser, M. (2005): Gesundheitsmanagement im Unternehmen. Arbeitspsychologische Perspektiven, Wiesbaden, Springer Gabler Verlag

Weinreich, I. / Weigl, C. (2011): Unternehmensratgeber betriebliches Gesundheitsmanagement, Erich-Schmidt Verlag

Weltgesundheitsorganisation (1946): Verfassung der Weltgesundheitsorganisation, 1946, Stand: 8. Mai 2014
http://www.admin.ch/opc/de/classified-compilation/19460131/201405080000/0.810.1.pdf
zuletzt abgerufen am: 25.02.2017

Weltgesundheitsorganisation Regionalbüro für Europa (Hrsg.): Ottawa Charta für Gesundheitsförderung, 1986
http://www.euro.who.int/__data/assets/pdf_file/0006/129534/Ottawa_Charter_G.pdf?ua=1
zuletzt abgerufen am: 27.02.2017

WHO (1946): Verfassung der WHO

Wissenschaftliches Institut der AOK (Hrsg.): Fehlzeitenreport 2012
http://www.aok-bv.de/imperia/md/aokbv/presse/pressemitteilungen/archiv/2012/04_wido_presseinfo.pdf
zuletzt abgerufen am: 25.02.2017